리틀 히포크라테스 06

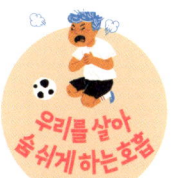

우리를 살아
숨 쉬게 하는 호흡

리틀 히포크라테스 06

호흡계

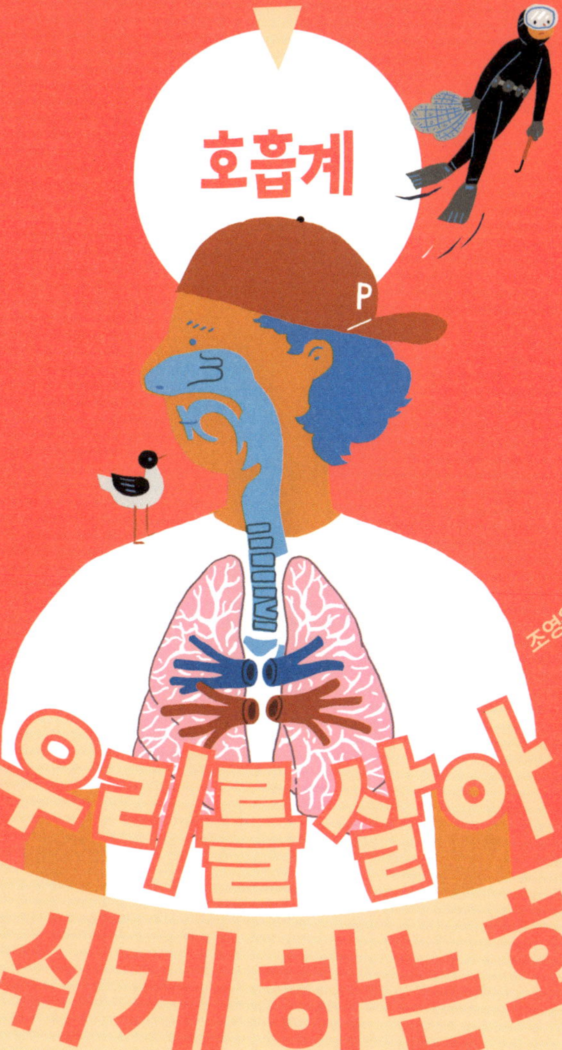

우리를 살아 숨 쉬게 하는 호흡

조영욱 글 | 김효찬 그림

봄마중

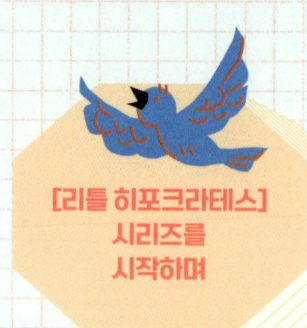

**[리틀 히포크라테스]
시리즈를
시작하며**

인류의 역사와 더불어 시작된 의학은 질병에 시달리지 않고

건강하게 사는 방법을 연구하는 학문이에요.

의학은 크게 '기초의학'과 '임상의학'으로 나눌 수 있어요.

기초의학은 인체의 구조와 기능에 관한 기본적인 지식을

연구하고, 임상의학은 환자의 질병을

진단하고 치료하는 방법을 공부하는 분야예요.

사람의 생명을 다루는 의학은 어렵고 힘든 일이지만

그만큼 보람이 크고 매력적이기도 해요.

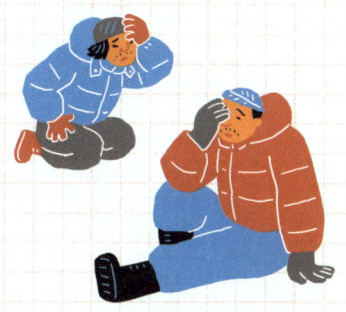

최근 들어 의사가 되려는 어린이들이 늘면서

의학에 대한 관심도 높아지고 있어요.

[리틀 히포크라테스] 시리즈는 어린이들이

인체와 생명의 소중함을 생각하고

의사라는 직업에 관심을 가질 수 있도록

의학의 각 분야를 안내하기 위한 목적으로 기획되었어요.

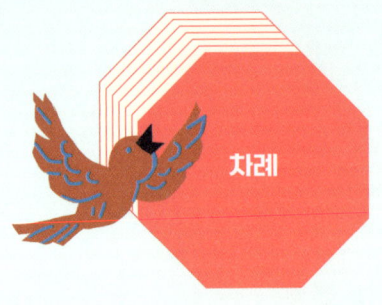

# 차례

- 008 **머리말** | 인체의 가장 중요한 기능, 호흡
- 012 **묻고 답하고** | 호흡이 궁금해

## 1 호흡은 어떻게 이루어질까?
- 018 호흡기계의 해부학적 구조
- 020 공기 흐름의 주요 통로인 기관
- 022 수축과 확장으로 공기의 흐름을 조절하는 기관지
- 025 습기를 유지하고 이물질을 없애는 점액
- 027 코로 숨 쉬는 것이 중요한 이유
- 036 말하고 노래하는 원리

## 2 폐는 어떻게 팽창과 수축을 반복할까?
- 042 정상 호흡 횟수와 호흡량
- 044 폐의 팽창과 수축 과정
- 047 폐를 둘러싸고 있는 흉막의 중요성
- 051 우리가 2개의 폐를 갖고 있는 이유
- 054 안정상태의 호흡량과 최대 호흡량

## 3 폐 속에서는 어떤 일이 일어날까?
- 060 기체 분자가 이동하는 방법

064   폐포에서 혈액으로, 혈액에서 폐포로
065   폐포를 둘러싸고 있는 폐모세혈관

## 4 산소는 어떻게 세포까지 운반될까?

074   산소가 운반되는 과정
075   산소 운반에 중요한 단백질인 혈색소
076   혈액에서 운반되는 산소의 양
079   운동할 때 혈액 속 산소량의 변화

## 5 이산화탄소는 어떻게 폐로 운반될까?

084   이산화탄소가 운반되는 과정
085   이산화탄소 운반에 중요한 탄산반응
086   혈색소에 직접 결합해서 운반되는 이산화탄소

## 6 운동할 때 호흡은 어떻게 조절될까?

094   호흡을 조절하는 뇌의 호흡중추
095   화학수용체의 역할
096   산소가 부족할 때 호흡이 늘어나는 과정
099   이산화탄소가 증가할 때 호흡이 늘어나는 과정

## 7 바닷속과 산에서의 호흡은 어떻게 달라질까?

106   잠수할 때 필요한 숨 참기와 과호흡
111   높은 산에서 발생하는 고산병

114   **맺음말** | 정교하고 흥미로운 생명의 호흡

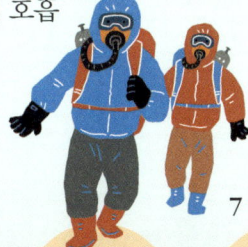

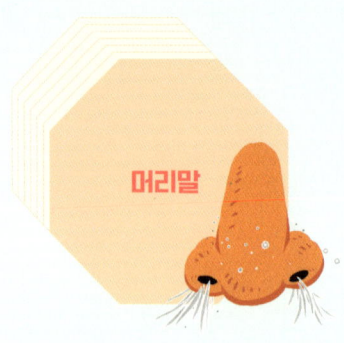

# 인체의 가장 중요한 기능, 호흡

 아침에 일어나서 학교에 가고, 친구들과 놀고, 밤에 잠을 잘 때까지 우리는 하루 종일 숨을 쉬고 있지만 대부분은 잘 느끼지 못해. 호흡은 우리의 의지와 상관없이 이루어지기 때문이지.

 우리는 태어나는 순간부터 숨을 쉬기 시작해서 죽기 전까지 평생 동안 끊임없이 숨을 쉬어. 사람이나 동물 모두 호흡을 해서 공기 속에 있는 산소를 몸속의 세포에 공급해 주어야 하기 때문이야. 우리 몸의 모든 세포는 산소를 이용해서 에너지를 만들어야 살 수 있거든. 그래서 호흡이 멈추면 세포들이 활동을 멈추게 되고, 결국 우리 몸은 제대로 작동하지 못해 죽게 되는 것이지.

 수영장이나 바다에서 수영하다가 깊은 곳에 들어가게 되

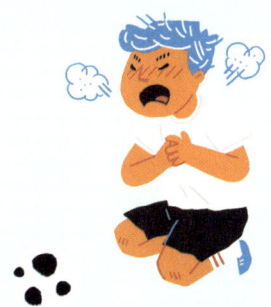

면, 무서운 생각이 들 때가 있어. 숨을 들이쉴 때 공기 대신 물이 들어오면 몸속의 산소가 부족해지는데, 이런 위험한 상황이 되지 않도록 우리 몸이 알아서 반응하는 거야.

그렇다면 공기는 어떻게 우리 몸속으로 들어오고 나가는 걸까? 공기가 들어오기 위해서는 공기주머니 역할을 하는 폐가 팽창하고, 공기를 밖으로 내보낼 때는 수축해. 이렇게 폐는 우리가 살아 있는 동안 팽창과 수축을 끝없이 반복하지.

좀 더 자세히 살펴볼까? 공기가 폐로 들어오면 공기 속의 산소 분자는 폐의 작은 혈관인 모세혈관으로 들어간 다음, 혈액의 흐름을 따라 우리 몸 전체 세포로 이동해서 세포들이 에너지를 만드는 데 사용돼. 세포들이 산소를 이용하

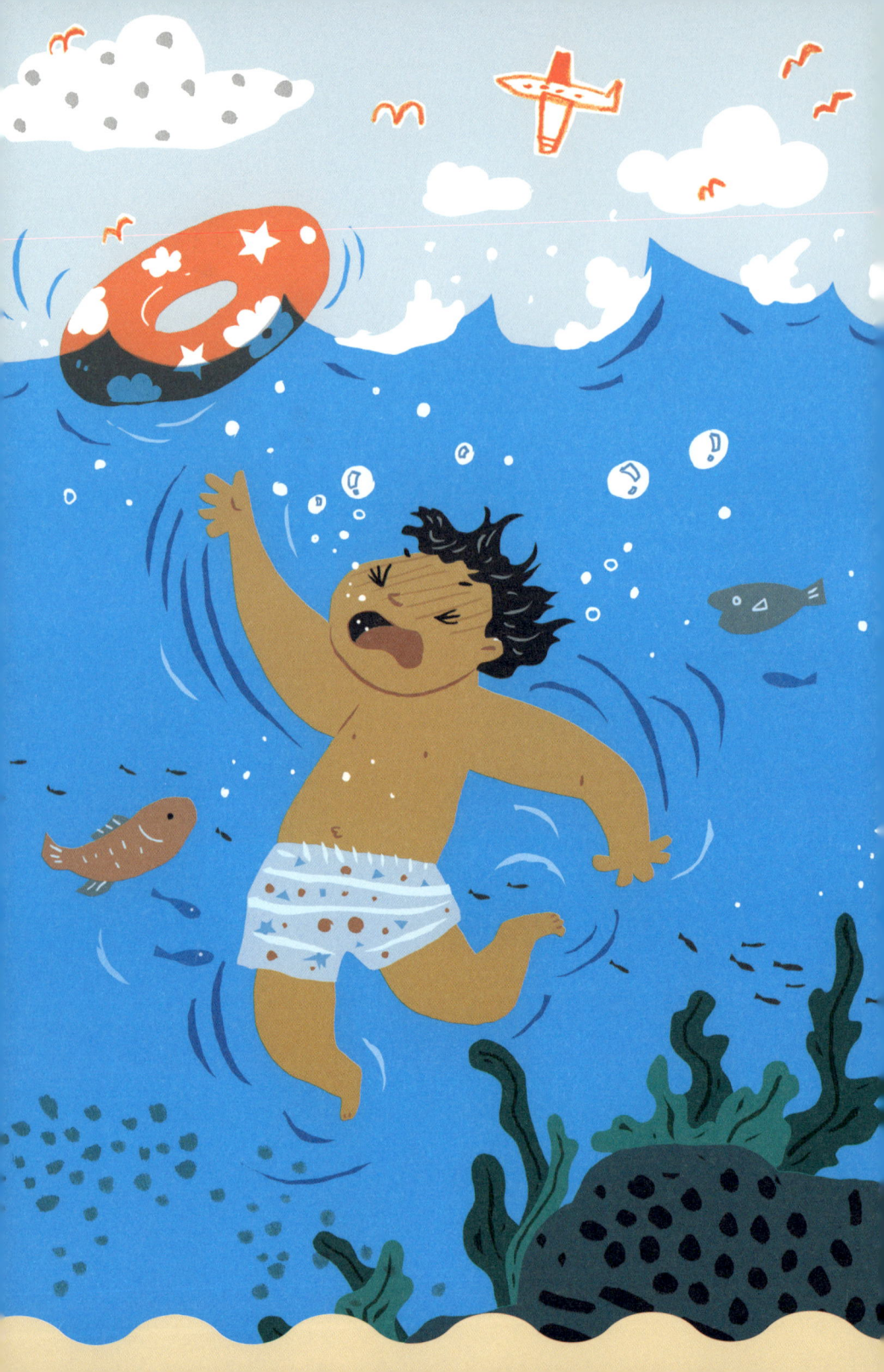

고 나면 이산화탄소가 만들어지는데, 이산화탄소는 산소와 반대로 세포에서 주위의 모세혈관으로 들어간 다음 혈액의 흐름을 따라서 폐로 이동하고, 숨을 내쉴 때 밖으로 나오게 되지.

  호흡은 우리가 살아가는 데 가장 중요한 산소를 세포에 공급하고, 반대로 세포에서 만들어진 이산화탄소를 배출하는, 인체에 가장 중요한 기능이야.

  이제부터 폐가 어떻게 쉬지도 않고 평생 동안 팽창과 수축을 반복할 수 있는지, 폐로 들어간 공기 속의 산소는 어떻게 혈액으로 들어가서 전체 세포로 이동될 수 있는지, 반대로 세포에서 만들어진 이산화탄소는 어떻게 혈액을 따라서 폐로 이동되어 배출될 수 있는지, 또 우리 몸의 상황에 따라서 어떻게 호흡이 조절되는지, 호흡에 대해 궁금한 것들을 하나하나 살펴보기로 하자.

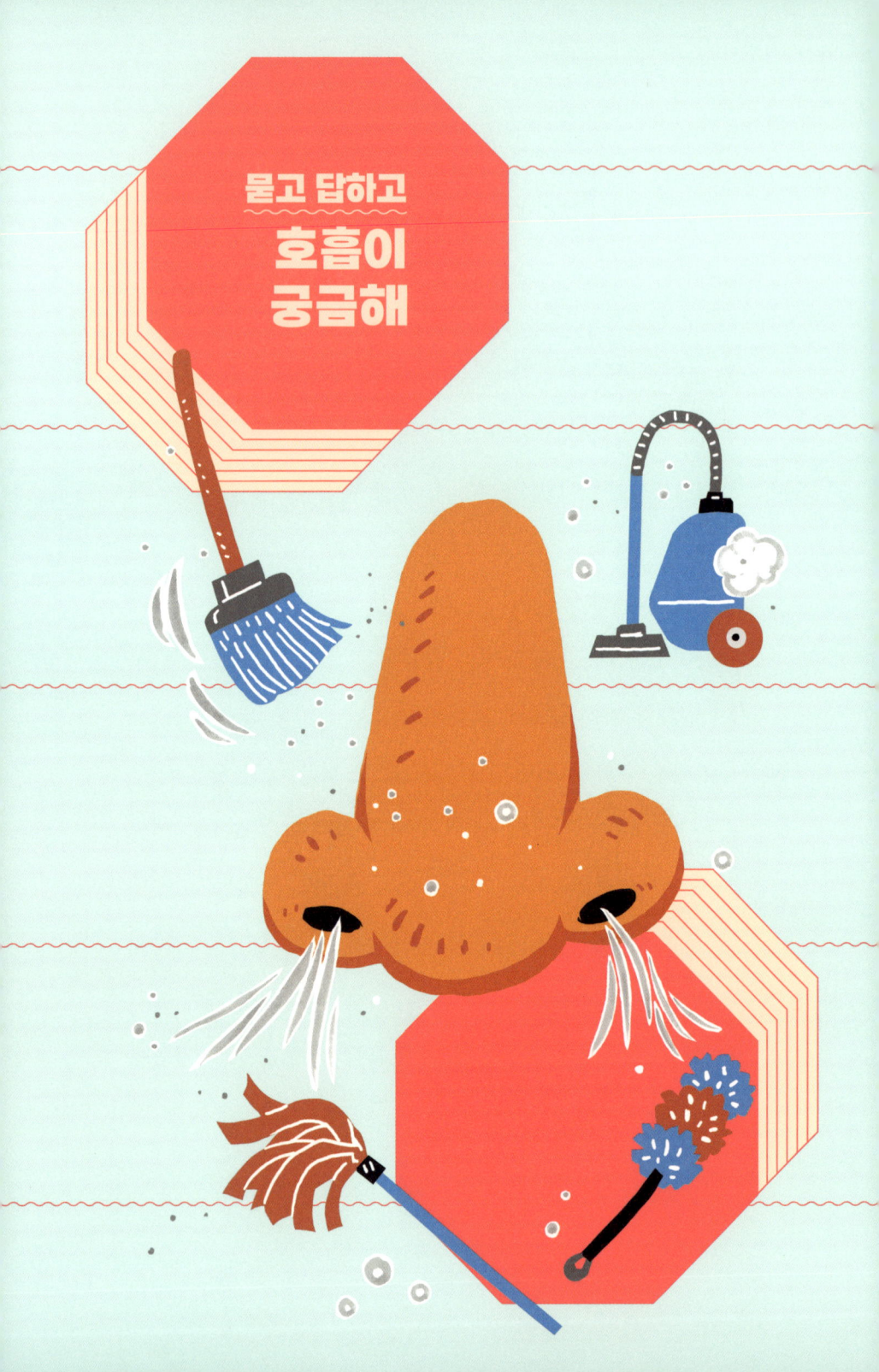

우리는 하루에 몇 번이나 호흡하고, 얼마나 많은 공기를 호흡하는 걸까요?

 의학에서는 대부분의 기준을 몸무게 75kg인 건강한 성인 남성으로 두고 정해. 성인 남성의 호흡은 1분에 12회를 반복하고, 한 번에 500㎖를 호흡하니까 하루로 계산하면 24시간 동안 17,280회를 호흡하고, 8,640ℓ의 공기가 폐로 들어갔다 나오는 거야. 2ℓ짜리 생수병 4,320개 분량이니 엄청나게 많은 양이지.

 와! 어마어마하네요. 그렇게 많은 줄은 몰랐어요. 그렇다면 우리는 얼마나 숨을 쉬지 못하면 죽나요?

 우리 몸의 모든 세포는 산소를 이용해서 에너지를 만들어야 살수 있어. 그래서 항상 호흡을 해서 몸속 세포에 산소를 넣어 주어야 해. 만약 사탕이나 떡을 먹다가 그대로 삼켜 목에 걸리면, 폐로 들어가는 공기의 통로를 막아서 산소 공급이 되지 않기 때문에 몇 분 안에 죽을 수도 있어.

 그러면 숨을 억지로 참으면 죽나요?

 아니, 그렇지는 않아. 호흡은 우리가 살아 있는 데 가장 중요한 산소를 공급하는 기능이기 때문에 우리의 뇌가 스스로 알아서 필요한 호흡을 하고 있거든. 우리가 물속에서 잠수할 때 일부러 호흡을 참을 수는 있지만 보통 몇십 초를 견디지 못하고 저절로 호흡을 하고 말지. 호흡은 우리의 생존에 꼭 필요한 기능이기 때문에 의도적으로 멈출 수 없도록 만들어졌거든. 바닷속을 잠수하는 해녀나 잠수부들은 오랫동안 숨을 참는 훈련을 했기 때문에 조금 더 오래 견딜 수 있어.

우리가 태어나기 전에 엄마 배 속에서는 어떻게 호흡을 했나요?

태아도 세포가 자라고 있기 때문에 산소가 꼭 필요하지. 하지만 태아는 공기를 들이마시는 호흡을 할 수 없어서 엄마의 혈액 속으로 들어온 산소를 이용해. 그리고 태어나는 순간 "으앙!" 하고 울면서 첫 번째 호흡을 시작하는 거야.

보통 코로 숨을 쉬지만 감기에 걸려서 코가 막힐 때는 입으로 숨을 쉬기도 해요. 입으로 숨을 쉬면 안 좋은가요?

코는 냄새를 맡기도 하지만, 숨을 쉴 때 들어오는 공기 속에 있는 먼지 같은 것을 없애는 필터 역할도 하고, 차가운 공기를 따뜻하게 덥혀 주기도 하고, 건조한 공기의 습도를 높여 주는 작용도 해. 그래서 입으로 계속 호흡하면 코의 이런 기능을 활용하지 못해 폐의 세포들이 차가워지고 건조해져 건강에 문제가 될 수 있어.

아하, 그러면 반드시 코로 숨을 쉬어야겠어요! 그런데 요즘 미세먼지가 많은 날이 있는데, 호흡에는 어떤 문제가 되나요?

🧑 미세먼지가 폐로 많이 들어오면 기관지 벽에 달라붙어서 기관지염을 일으키기 쉽기 때문에 문제가 돼. 초미세먼지는 크기가 아주 작아서 폐 속으로 들어온 다음 세포를 통과해 혈액으로 들어가서 온몸을 돌며 세포에 염증을 일으키지. 때로는 뇌세포에까지 들어가서 문제를 일으킬 수도 있어.

🧒 와, 정말 무섭네요. 미세먼지가 심한 날에는 꼭 마스크를 써야겠어요. 아참, 높은 산에 올라가면 왜 숨 쉬기가 힘든 건가요?

🧑 우리나라처럼 2,000m 이하의 산에서는 호흡에 큰 차이를 느끼지 못하지만 3,000m가 넘는 산에서는 공기 속 산소의 양이 적어지기 때문에 똑같이 호흡해서는 숨 쉬기가 힘들지. 높은 산으로 올라가면 지구의 중력이 약해져 공기가 적어지기 때문이야. 그래서 높은 산을 올라가는 등반가들은 산소통을 가지고 올라가야 해.

🧒 저도 등산하는 거 좋아하는데, 어른이 되면 산소통을 메고 에베레스트 산에 꼭 도전해 보고 싶어요!

🧑 그래, 꼭 그 꿈을 이루길 바랄게.

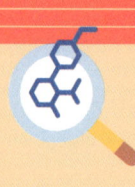

우리가 호흡할 때 공기가 폐로 들어오고 다시 나오는 통로를 공기통로라고 해. 보통 공기는 코로 들어가서, 입 뒤쪽인 인두부, 그 아래에 성대가 있는 후두부로 내려가. 그 다음 식도 앞쪽에 있는 기관으로 들어가서 나무처럼 가지를 치면서 갈라지는데, 기관지와 세기관지로 갈라진 다음 맨 마지막에 작은 공기주머니 같은 폐포에서 끝나게 돼.

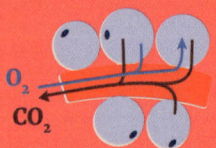

# 1

# 호흡은 어떻게 이루어질까?

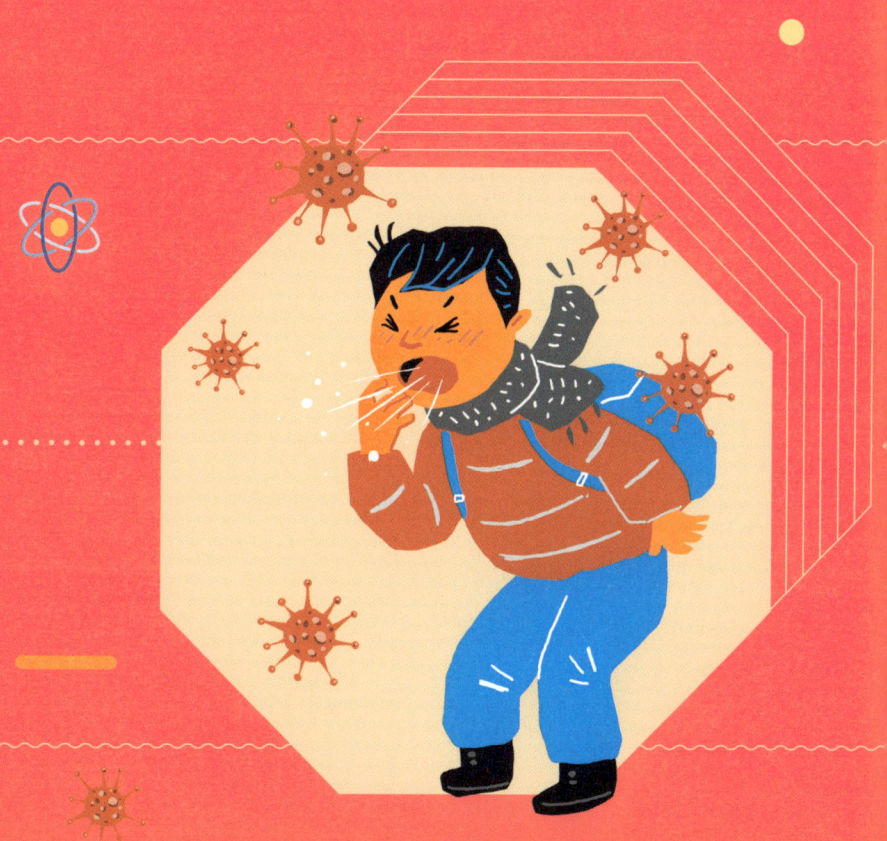

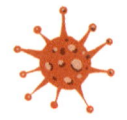

## 호흡기계의 해부학적 구조

우리가 온종일 쉬지 않고 하는 것, 바로 호흡이야. 공부할 때도, 잠잘 때도, 밥 먹을 때도 호흡은 멈추지 않지. 과연 호흡은 어떤 과정을 거치는 걸까?

우리가 숨을 들이쉬면 '코'로 공기가 들어와서, 입안의 뒷부분인 '인두부'를 거쳐 성대가 있는 '후두부'로 간 다음, 목 앞쪽의 연골이 만져지는 '기관'으로 들어가게 돼. 후두부에서 공기는 기관으로 들어가고, 음식물은 식도로 들어가지.

기관은 왼쪽과 오른쪽에 있는 일차 기관지 2개로 갈라져서 각각 왼쪽과 오른쪽 '폐'로 들어가게 돼. 일차 기관지에서부터 나뭇가지처럼 계속 가지를 치면서 갈라져 더욱 가늘어지게 되면 '세기관지'라고 불러. 이런 식으로 가지치기가 23번 반복되면 마지막에는 '폐포' 또는 '허파꽈리'라고 부르는 작은 공기주머니 같은 곳까지 오게 돼. 폐포까지 들어온 공

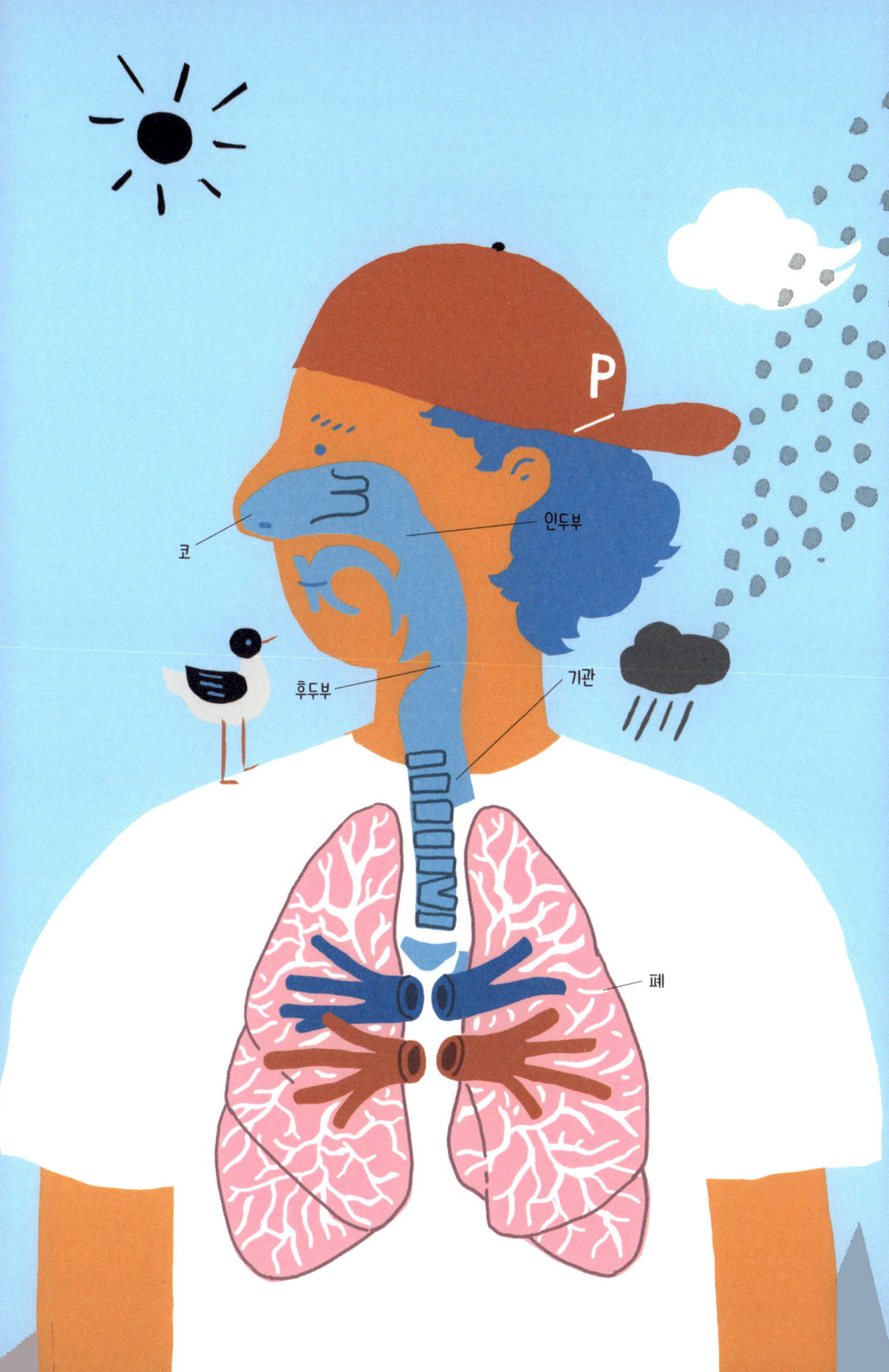

기 속의 산소는 폐포 벽을 감싸고 있는 **모세혈관** 속의 혈액으로 들어가고, 혈액 속에서 흘러온 이산화탄소는 폐포로 나오게 되는 거야.

코 → 인두부 → 후두부 → 기관 → 일차 기관지 → 세기관지 → 폐포(허파꽈리)

결국 숨을 들이마시면 코에서 시작해서 폐포까지 흘러가게 되는데, 이 전체 공기 통로를 '기도'라고 해. 기도와 함께 양쪽의 폐를 합쳐서 '호흡기계'라고 부르지.

## 공기 흐름의 주요 통로인 기관

기도 중에서 기관은 우리 목 앞쪽, 피부 바로 밑에 있어. 공기가 잘 지나가야 하므로, 주위 조직에 눌리지 않게 딱딱한 '연골'이 고리처럼 둘러싸고 있지. 목 앞쪽 피부를 만져 보면 연골 고리들이 만져질 거야.

기관이 시작되는 부위인 후두부 앞쪽에는 '갑상샘호르몬'을 분비하는 '갑상샘'이 갑상샘연골 위에 자리잡고 있어. 성인 남자들은 목 앞쪽 피부에 갑상샘연골이 유난히 튀어 나와 있어서 잘 보이지. 아빠가 침이나 음식을 삼킬 때 갑상샘연골이 움직이는 것을 본 적이 있을 거야.

가끔 후두부에 음식물이 막히거나, 신경이 마비되어 호흡을 하지 못하는 응급 환자가 생기면 갑상샘연골 밑과 기관연골 사이의 공간에 칼로 구멍을 내서 공기가 폐로 들어가도록 처치해야 해. 물론 정말로 응급한 상황일 때만이야.

대부분은 응급실에서 기관연골의 위에서 3번째 연골을 칼로 잘라서 구멍을 낸 다음, 관호스을 삽입하면 호흡할 수 있어. 이것을 '기관절개술'이라고 해. 후두부를 다치지 않도록 1, 2번 기관연골이 아니라 3번째 기관연골을 절개하는 거야.

기관절개는 응급 환자가 아니더라도 후두부 신경이 마비되거나 뇌에서 스스로 호흡을 하지 못하는 입원 환자들에게 할 수 있어.

병원의 중환자실에서는 목 앞에 구멍을 뚫고 작은 관을 붙여 고정해 놓은 환자를 볼 수 있어. 이렇게 기관절개를 한 환자들은 숨을 쉴 때 공기가 코에서부터 들어가는 것이 아니라 곧바로 기관으로 들어가는 거야. 그래서 코에서 이물질을 걸러내지 못하고, 차가운 공기를 덥혀 주지 못하고, 건조한 공기를 바꿔 주지도 못하기 때문에 병실의 공기를 깨끗하게 하고 온도를 높이고 가습기도 잘 틀어야 해. 코의 자세한 기능은 뒤에서 자세히 알아볼게.

## 수축과 확장으로 공기의 흐름을 조절하는 기관지

기관은 가장 큰 공기 통로이므로 연골이 둘러싸서 잘 유지하고 있어. 기관 아래로 이어지는 기관지는, 가지를 치면서 통로가 점점 가늘게 변하기 때문에 기관지 벽의 연골이 점점 줄어들면서 근육만으로 둘러싸인 벽을 갖게 돼.

기관지는 폐 조직 속에 묻혀 있어. 폐가 팽창과 수축을 할 때 딱딱한 연골이 있으면 폐 조직을 누르게 되므로 좋지 않기 때문이야. 기관지의 맨 끝은 호흡의 기본 공기주머니인 폐포로 이어져야 하므로 통로는 아주 가늘고 연골은 없어.

기관지를 둘러싸고 있는 근육은 '평활근'이라고 해. 혈관이나 위장관의 벽도 평활근이 둘러싸고 있지. 기관지 평활근이 수축하면 기관지가 좁아져 공기의 흐름이 막혀 호흡이 불편해지고, 기관지 평활근이 이완되면 기관지가 넓어져 호흡이 편해져.

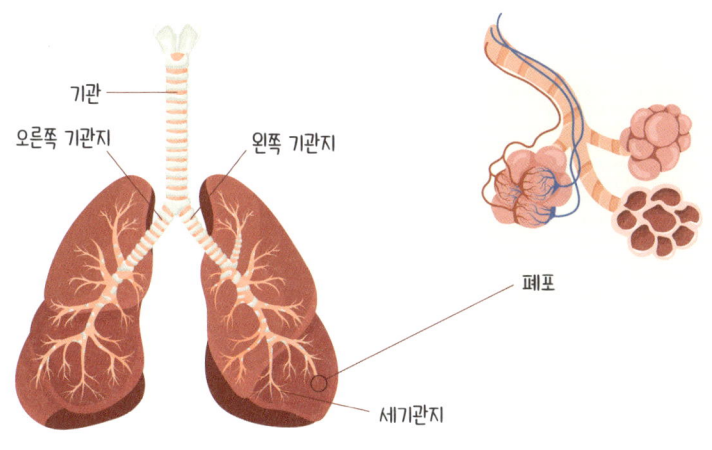

기관지와 폐포의 구조

　기관지 평활근이 수축하거나 이완하는 대표적인 경우는 운동할 때와 잠잘 때야. 우리가 운동을 하면 몸에서 산소를 많이 사용하므로 호흡량을 늘여야 하는데, 이때 뇌가 신경 신호를 보내서 기관지 평활근을 이완시키고 기관지를 확장시켜 주는 거야.

　반대로 우리가 잠을 자면 산소를 별로 쓰지 않지. 이때는 반대로 뇌에서 기관지 평활근을 수축시키고 기관지를 수축시켜서 호흡량을 줄이게 돼.

　운동하거나 잠잘 때 평활근이 수축하거나 이완하는 것은 정상적으로 자연스럽게 일어나는 일이지만, 갑자기 기관지

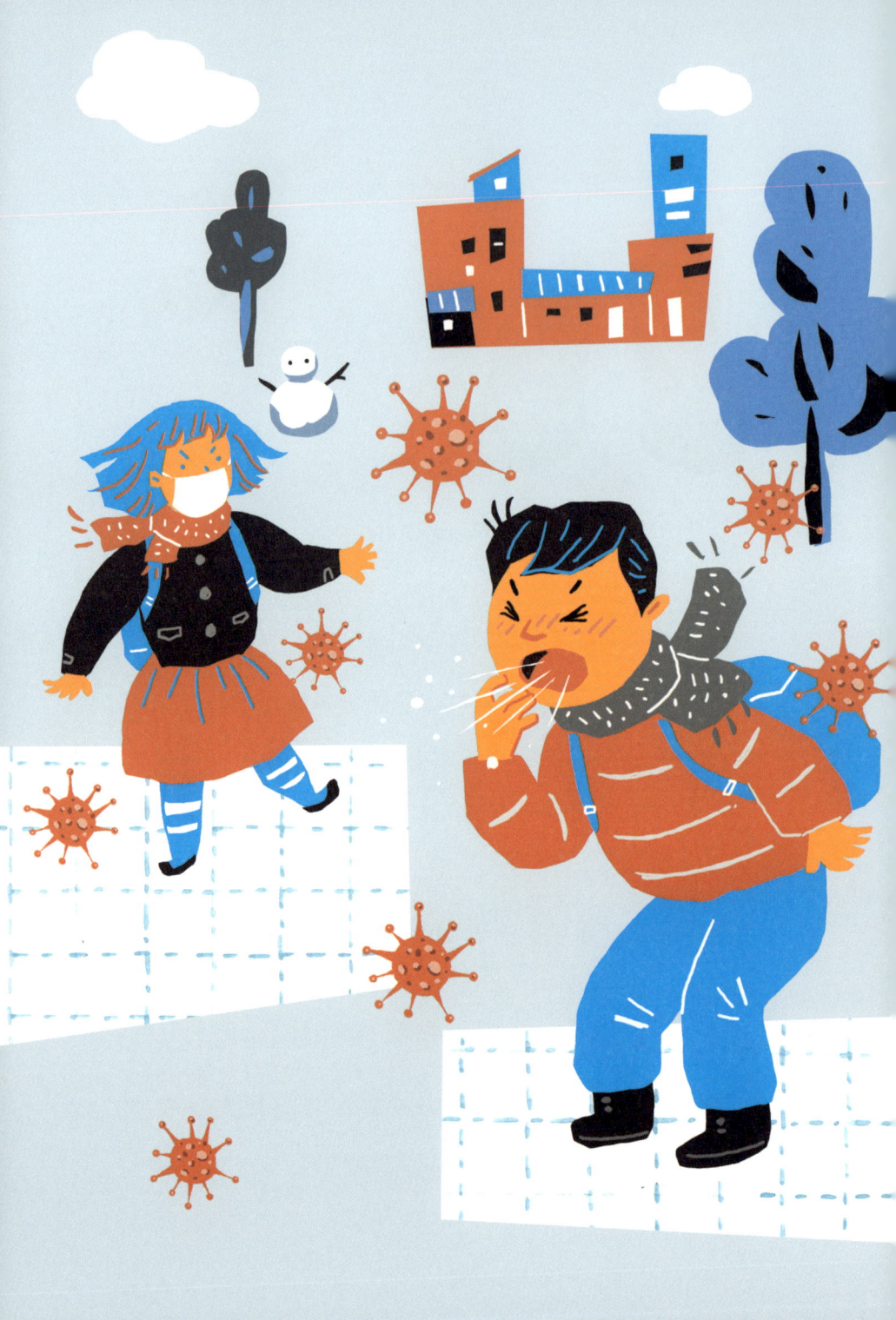

평활근이 수축해서 호흡이 힘들어지는 경우도 많아. 대표적인 것이 감기 바이러스 때문에 호흡기에 감염이 생기는 경우야.

감기 바이러스가 몸에 침입하면 우리는 콧물을 흘리고 기침을 하고, 목 안의 인두와 후두부에 염증이 생겨 목이 아프지. 기관지에 염증이 생기면 기침이 나오고 기관지의 평활근이 수축해서 숨쉬기가 불편해져.

## 습기를 유지하고 이물질을 없애는 점액

세포는 물이 충분히 있어야 모양을 유지하고 여러 가지 기능도 할 수 있어. 그래서 동물이나 식물 등 모든 생명체는 반드시 물이 필요하지.

호흡의 공기 통로인 기도를 구성하는 코, 인두부, 후두부, 기관, 기관지, 폐포를 이루고 있는 세포들도 모두 물이 충분히 있어야 생존하고 기능을 할 수 있어. 그런데 기도를 구성하는 세포들 중 공기와 만나는 맨 안쪽의 상피세포들은 공기가 흐를 때 공기로 물이 증발되면 건조해질 수 있어.

우리가 들이마시는 공기는 늘 건조해. 며칠 동안 비가 많이 와야 습도가 90% 정도 되니까. 건조한 공기를 계속 들이마시면 기도 안쪽을 덮고 있는 상피세포의 수분이 증발하면서 건조해져. 그러면 상피세포의 기능이 떨어질 수 있기 때문에 기도 안쪽의 상피세포는 끈끈한 무색 액체인 '점액'을 분비해서 공기와 만나는 표면을 덮어 줘. 세포의 수분이 증발되는 것을 막기 위해서야.

또 점액은 공기와 함께 폐로 들어오는 여러 종류의 먼지를 없애 주는 역할도 해. 점액의 성질이 끈끈하기 때문에 공기 속에 섞여 오는 먼지들이 달라붙거든. 먼지를 없애기 위해 기도 안쪽 세포에는 털 모양의 '섬모'가 있는데 이 섬모를 움직여서 점액과 함께 먼지를 없애는 거야.

섬모는 위아래 방향으로 움직이면서 점액을 1분에 1cm씩 이동시켜. 이렇게 이동된 점액은 인두부로 모이고 침이나 음식물을 삼킬 때 같이 위장으로 내려가지. 감기 같은 호흡기 감염이 생기면 기관지 등에 염증반응이 일어나서 점액의 분비가 많아져. 그러면 인후부로 모이는 점액의 양도 늘어나 저절로 위장으로 내려가지 못하고 일부러 뱉어내야 해. 이렇게 점액이 많이 모인 것이 바로 '가래'야.

감기에 걸리면 흰색의 가래를 뱉기도 하지만 호흡기 감염이 심할 경우에는 녹색의 가래를 뱉기도 해. 녹색 가래는 미생물에 의한 염증이 심하다는 것을 의미하지.

## 코로 숨 쉬는 것이 중요한 이유

우리 코에는 냄새를 맡는 세포들이 많이 자리잡고 있어. 냄새를 맡는 센서들이지. 냄새를 가진 꽃이나 음식 분자가 공기 중에 떠 있다가 코 세포에 있는 냄새 센서에 붙으면, 그 세포에서 전기 신호가 발생해서 뇌로 전달돼. 그러면 뇌에서는 전기 신호가 어떤 냄새 분자인지 판단하는 과정을 거쳐. 뇌에 저장되어 있던 냄새 분자에 대한 기억을 찾아내는 과정이지. "아, 이건 통닭 냄새구나."하고 말이야.

그런데 코는 냄새 맡는 기능 외에도 호흡에서 중요한 세 가지 역할을 하고 있어.

첫째, 코로 들어오는 공기의 온도를 높여 주는 보온 기능이야. 우리 몸의 온도는 36~37℃ 인데, 우리가 들이마시는 공기는 대부분 체온보다 낮아. 우리나라의 경우, 한여름일 때가 32~33℃ 정도이고, 37℃를 넘는 날은 1년에 며칠이 안 돼. 그러니까 거의 1년 내내 체온보다 차가운 공기를

> 참고
> 하기

## 기침과 재채기가 생기는 이유

우리는 자주 감기나 호흡기 감염에 걸려. 이럴 때면 기침이 나기도 하는데, 기침은 왜 하는 것일까?

기도의 안쪽 세포인 상피세포는 점액을 분비하고 섬모 운동으로 점액을 없애. 그런데 호흡기 감염이 일어나면 미생물에 의한 염증반응이 일어나 기도의 상피세포를 자극해서 기침이 생기는 거야.

호흡기 감염 말고도 먼지 같은 이물질이 호흡기로 많이 들어가도 기도의 상피세포에 염증반응이 일어나고 우리 몸에서는 기침을 해서 이물질을 없애려고 하지. 그러니까 기침은 일종의 '방어 작용'이야. 기도 중에서도 후두부와 큰 기관지 상피세포가 예민하게 기침을 일으켜.

기침이 일어나는 과정은 우리의 의지와 상관없이 몸 스스로 알아서 일으키는 '반사 작용'이야. 어떤 이유로 기도의 상피세포에 자극이 가해지면 자극 정보가 '미주신경'을 따라서 뇌의 '숨뇌'로 전달돼. 그러면 즉시 반사 작용이 시작되지. 우선 평소 들숨의 5배인 2.5ℓ의 공기를 빠르게 들이쉰 다음 즉시 후두부의 입구를 막고, 배의 근육 등을 수축시켜서 폐 속 공기의 압력을 높여 준 다음, 갑자기 후두부의 입구를 열어 주면 압력이 높아진 2.5ℓ의 공기가 입으로 한꺼번에 배출되는 것이 바로 기침이야.

 기침으로 공기가 배출되는 속도는 자동차가 고속도로에서 과속할 때의 속도인 시속 120~160km 정도야. 많은 공기가 빠른 속도로 배출되면 기도 안쪽 상피세포를 덮고 있던 점액도 상당히 빠져나오게 돼. 염증을 일으킨 먼지와 미생물이 점액과 함께 없애지는 거지. 문제는 이때 배출된 점액은 '비말'이라는 물방울 형태로 주변 3m까지 퍼질 수 있다는 거지.

 만약 바이러스성 호흡기 감염병에 걸린 사람이 기침을 했다면, 어떻게 될까? 기침으로 배출된 비말 속의 바이러스가 공기 중에 떠 있다가 옆에 있는 사람이 숨을 들이마실 때 바이러스가 전파되는 거야. 얼마 전 우리를 힘들게 했던 세계적인 감염병 코로나19도 이런 방식으로 전파되었지.

 재채기도 기침처럼 우리 몸으로 먼지 같은 이물질이 들어오거나 바이러스 같은 미생물이 감염을 일으킬 때 반응하는 거야. 재채기도 반사작용이고, 원리는 기침과 비슷해.

 재채기는 코의 안쪽에 있는 세포들이 먼지나 미생물에 자극을 받으면 이 자극이 숨뇌로 전달되고, 기침이 일어나는 과정과 똑같은 반사작용이 일어나는 거야.

 기침 반사와 다른 점이라면 입 속 뒤쪽에 있는 '목젖'이 아래로 내려가면서 폐 속에서 배출되는 공기의 흐름을 입보다 코로 보낸다는 거야. 그래서 재채기는 "콜록" 하는 소리보다 "에취"라는 소리가 나게 돼.

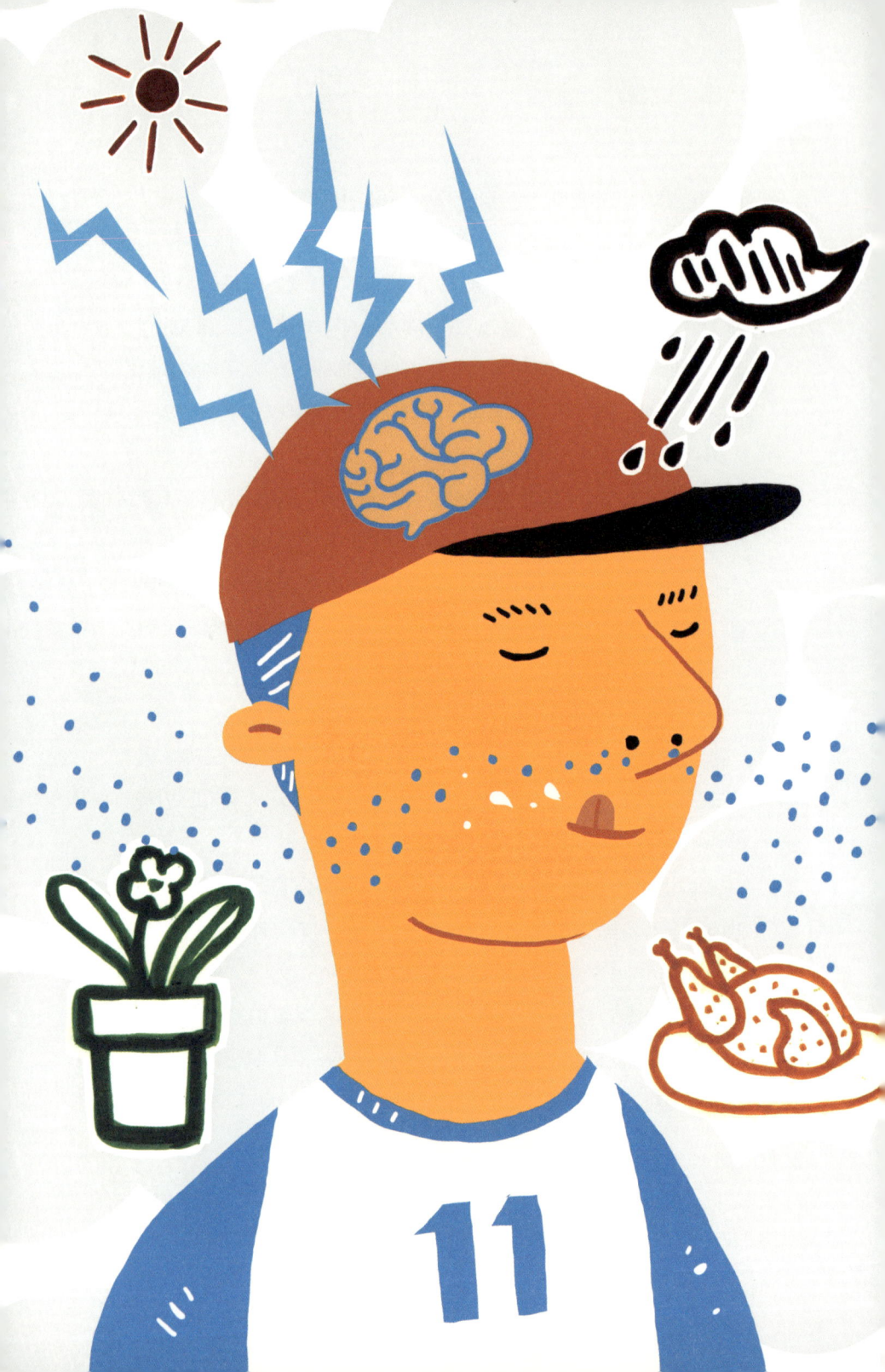

들이마시는 거야. 특히 겨울철에는 영하 10℃ 이하로 내려가기도 하니까 이럴 때 밖에서 숨을 쉬면 체온에 비해 40~50℃ 이상 낮은 공기를 마시는 거지.

체온보다 낮은 공기가 기도로 들어오면 기도의 상피세포에 있는 물 분자를 증발시켜 세포가 건조해지므로 점액 분비와 섬모 운동이 약해져. 그러면 감기 바이러스 같은 미생물이 잘 제거되지 못해 몸으로 쉽게 들어오지. 그래서 숨을 쉴 때 코로 들어온 공기가 코 공간을 지나는 동안 코 세포 밑에 있는 많은 혈관에서 공기 온도를 높여 주는 거야.

둘째, 코로 들어온 공기의 습도를 높여 주는 가습기 기능이야. 기도의 세포는 점액을 분비해서 세포의 수분을 유지해 주는데, 우리가 들이마시는 공기는 거의 건조해. 그래서 코로 숨을 쉬면 코 세포에 있는 많은 혈관에서 공급되는 점액으로부터 물 분자가 나와 공기의 습도가 높아진 상태로 기도로 들어가게 해 주지.

코가 공기의 온도를 올려 주고 습도를 높여 주는 것이 가능한 이유는 코에 많은 혈관이 퍼져 있기 때문이야. 혈액으로부터 온도를 공급받고, 점액과 수분도 공급받거든. 코를 조금만 다쳐도 코피가 쉽게 나는 것도 코 속에 혈관이 많기 때문이지.

또 콧속은 특별한 구조로 되어 있어서 들어가는 공기가 곧바로 인두부로 내려가지 못하고 소용돌이 치면서 내려가도록 되어 있어. 그래서 공기가 콧속을 흘러가는 데 시간이 걸리면서 온도와 습도가 높아질 수 있지.

셋째, 호흡하는 공기 속의 먼지 같은 이물질이 폐의 기관지나 폐포로 들어가는 것을 막는 필터 기능이야. 기도를 구성하는 세포가 점액을 분비해서 이물질을 없애는 것처럼, 코의 세포도 점액을 분비하고 있어. 코로 들어온 공기 속에 먼지가 있으면 점액에 먼저 달라붙은 다음, 섬모 운동으로 뒤쪽 인두부로 보낸 뒤 위장으로 보내지지.

만약 코로 들어와서 자극하는 먼지들이 많으면 코 세포에서 점액 분비가 늘어나고, 코에서 인두부로 들어가는 점액이 많아지면 저절로 위장으로 내려가지 못하고 가래로 뱉어내는 경우도 있지.

또 감기에 걸려 코에서 염증반응이 일어나면 점액 분비가 아주 많아져서 코 밖으로 점액이 흘러나오는 '콧물'이 되기도 해. 이런 경우를 '콧물감기'라고 하지.

우리가 들이마시는 공기 속에는 다양한 크기의 먼지들이

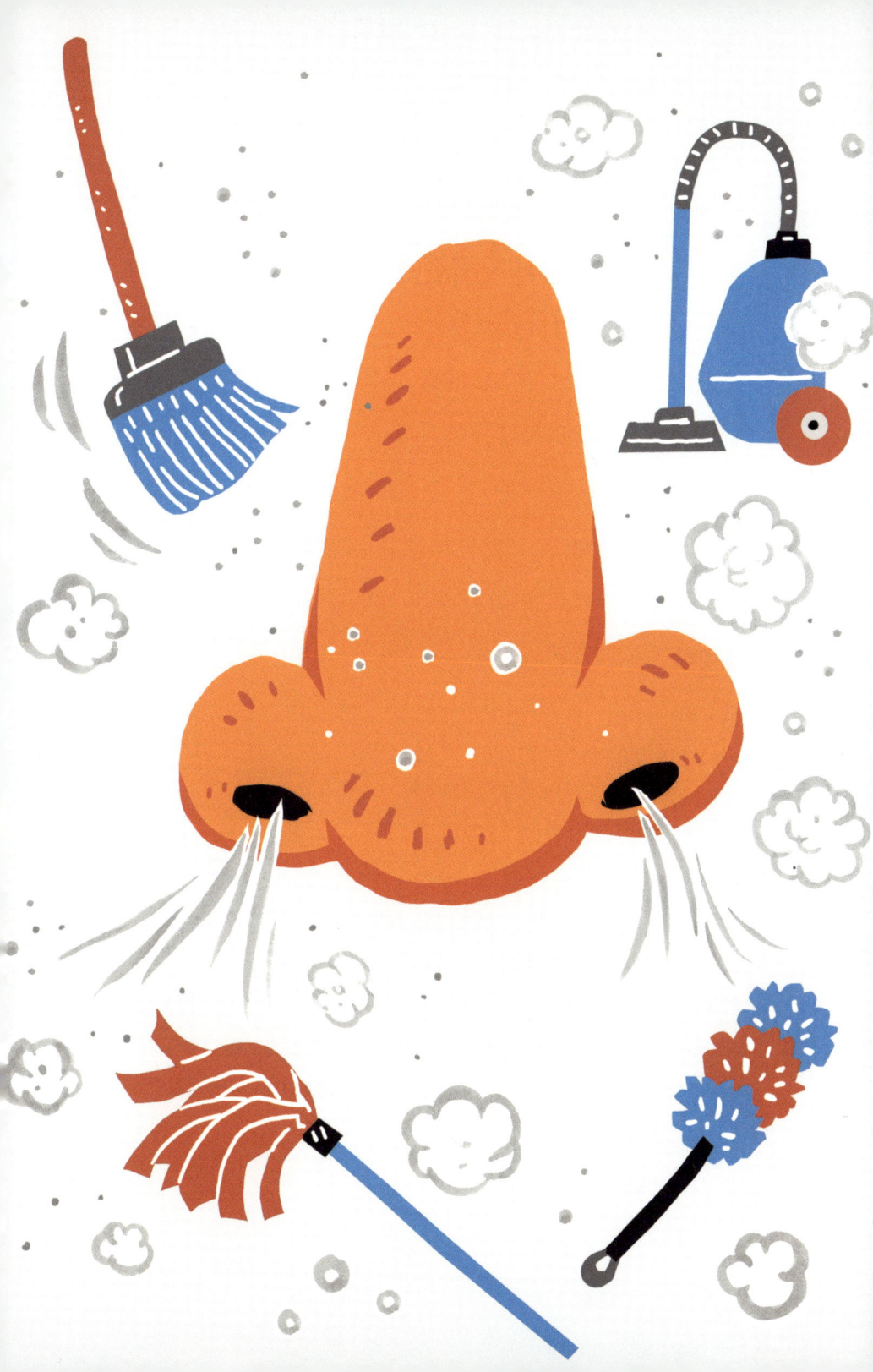

많이 있어. 일반적인 크기의 먼지는 코를 지날 때 제거되고, 작은 크기의 먼지들은 기관지까지 흘러간 다음에 점액에 붙어서 제거돼. 우리는 잘 느끼지 못하지만 숨을 쉴 때 많은 먼지가 코에서 제거되고 있지.

 만약 코가 막혀서 입으로 숨을 쉬게 된다면, 코의 이러한 세 가지 기능이 작동하지 못하게 돼. 그러면 호흡할 때 폐로 들어가는 공기는 건조해지고, 먼지도 함께 들어가게 되므로 염증도 잘 일어나고, 미생물에 의한 감염도 생길 수 있어. 그러니 반드시 코로 숨 쉬는 데 문제가 없도록 잘 관리해 주어야 해.

**참고하기**

### 미세먼지와 초미세먼지가 호흡기에 일으키는 문제

 우리가 숨 쉬는 공기 속에는 먼지가 많아. 먼지가 호흡기로 들어오면 기관지 벽을 자극해서 기침을 일으키기도 하고, 기관지가 수축해서 좁아지면 호흡하기가 힘들어지기도 해.

큰 먼지보다 작은 미세먼지가 더 문제가 되는데, 먼지의 크기는 1,000분의 1mm인 μm<sup>마이크로미터</sup>로 표현해. 머리카락 굵기가 100μm 정도이고, 세포는 1~10μm 정도, 세균은 1μm 정도, 바이러스는 0.1μm 정도야.

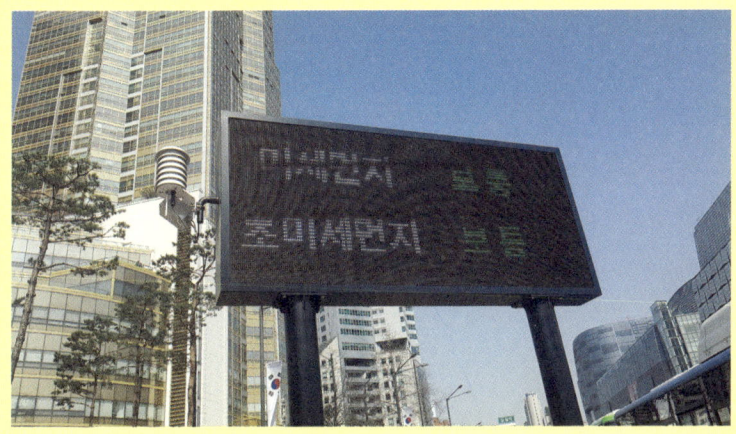

공기 오염 안내판

먼지의 크기는 10μm 이상이야. 크기가 2.5~10μm이면 미세먼지, 2.5μm 이하이면 초미세먼지라고 해. 먼지는 코를 통과할 때 대부분 제거되지만, 미세먼지는 코를 통과하고 작은 기관지까지 흘러 들어가 염증을 일으키기도 하고 폐포 속까지 들어간 다음 혈관 벽을 통과해 혈액 속으로 들어가 온몸을 돌다가 뇌세포에 문제를 일으킬 수도 있어.

## 말하고 노래하는 원리

우리가 말하고 노래를 할 수 있는 것은 목 안에 있는 기관과 식도가 갈라지는 후두부에 있는 '성대'가 진동하기 때문이야. 동물이 다양한 소리를 낼 수 있는 것도 모두 성대의 역할이지.

그렇다면 성대는 어떻게 생겼고, 어떻게 다양한 말과 소리를 낼 수 있을까? 성대는 2개의 힘줄 모양의 조직이 마주보고 있는 구조야. 2개가 서로 달라붙는 모양이 되면 성대

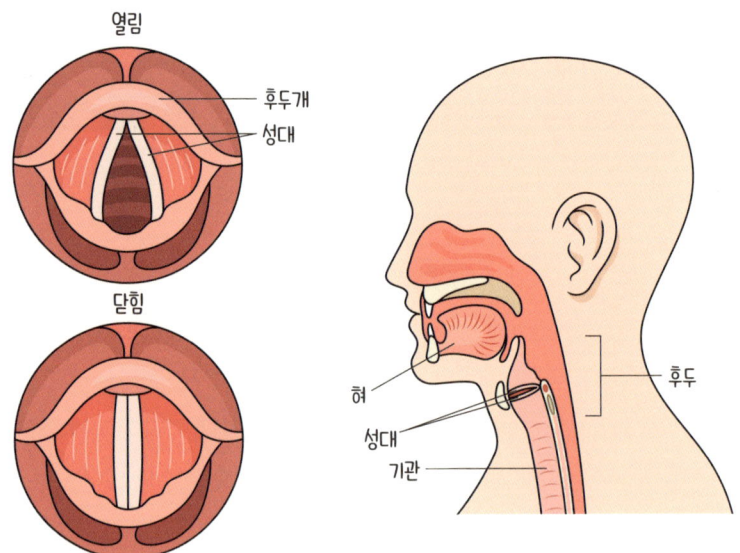

성대의 위치와 모양

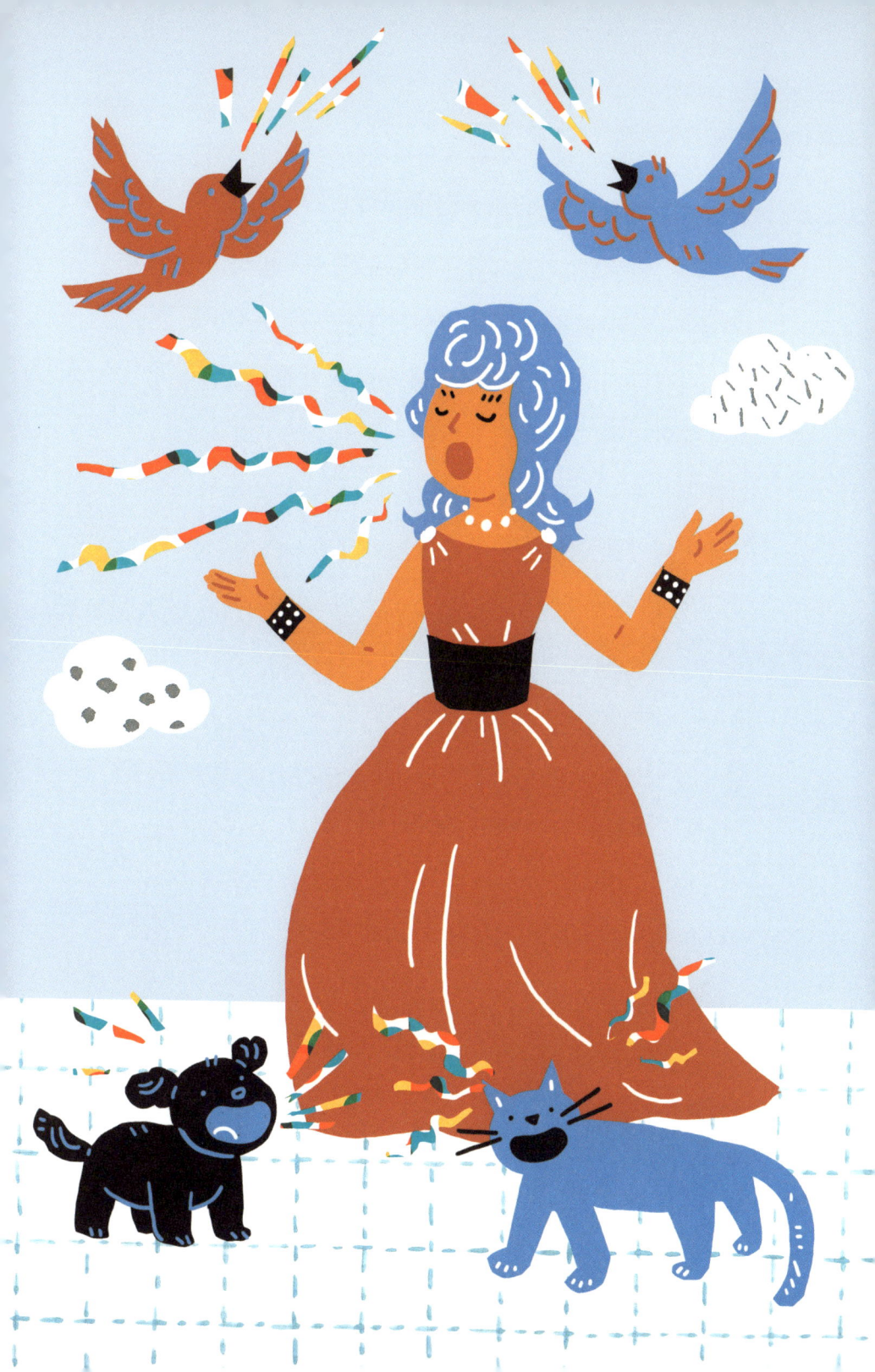

아래 기관으로 가는 공기 통로가 막히고, 서로 멀어지는 모양이 되면 공기 통로가 열리게 되어 있어.

2개의 성대가 달라붙으면서 진동을 일으키면 마치 바이올린이나 기타 줄을 진동시키는 것 같은 상태가 되면서 소리가 나게 되지. 진동을 일으킬 때 성대를 얇게 만들면 높은 소리가 되고, 성대를 두껍게 만들면 낮은 소리가 돼.

우리가 말을 하거나 노래를 부를 때는 단순한 진동 소리가 아니라 다양한 언어와 다양한 높낮이의 소리가 섞이는 거야. 성대를 진동시키면 단순한 소리만 낼 수 있지만 소리가 입으로 나올 때 입과 혀를 변화시키면 다양한 소리로 변하게 돼. 성대의 진동 소리가 퍼져 나올 때 공기의 흐름을 바꿔 주기 때문에 소리의 성질이 변하는 것이지.

대부분의 동물은 단순히 성대만 진동시켜서 소리를 만들어. 그러나 사람은 입과 혀의 모양을 이리저리 움직이면서 다양한 언어와 노래를 표현할 수 있게 진화했지. 인류는 참으로 대단한 동물이야.

## 알아두면 힘이 되는 의학 용어 풀이

**모세혈관**  우리 몸에서 아주 중요한 역할을 하는 작은 혈관. 모세혈관을 통해 산소와 영양분이 몸의 각 부분으로 전달되고, 이산화탄소와 노폐물이 몸 밖으로 나가게 된다. 모세혈관의 크기는 매우 얇고 가늘어서 적혈구 하나가 겨우 지나갈 정도다. 모세혈관은 동맥과 정맥을 연결해 주고, 우리 몸의 모든 조직 속에 그물처럼 퍼져 있다.

**세포**  생물체를 구성하는 가장 작은 단위. 모든 생명체의 기본적인 구조와 기능을 담당한다. 세포막, 핵, 세포질, 미토콘드리아, 리보솜 등으로 이루어져 있다.

**상피세포**  우리 몸의 표면과 내부 장기의 표면을 덮고 있는 세포. 우리 몸을 외부의 충격이나 병원체로부터 보호하고, 영양소를 흡수하거나 소화액을 분비하며, 후각, 미각 등의 감각을 담당한다.

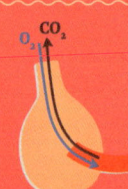

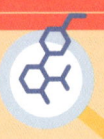
호흡을 하기 위해서는 공기가 폐 속으로 들어왔다가 다시 나가야 해. 그러려면 공기주머니 역할을 하는 폐가 팽창하고 수축하는 과정을 반복해야 하지. 폐가 팽창하기 위해서는 두 종류의 근육이 일을 해야 하는데, 폐의 아래에 붙어 있는 '횡격막'이 수축해서 폐를 아래로 팽창시키고, '갈비뼈사이근'이 수축해서 폐를 앞뒤 방향으로도 팽창시키지. 이 두 종류의 근육은 뇌에 있는 신경세포의 명령을 받아 움직이고, 우리가 살아 있는 동안 끝없이 반복해.

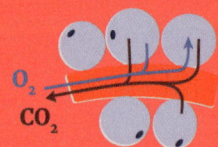

# 2
# 폐는 어떻게 팽창과 수축을 반복할까?

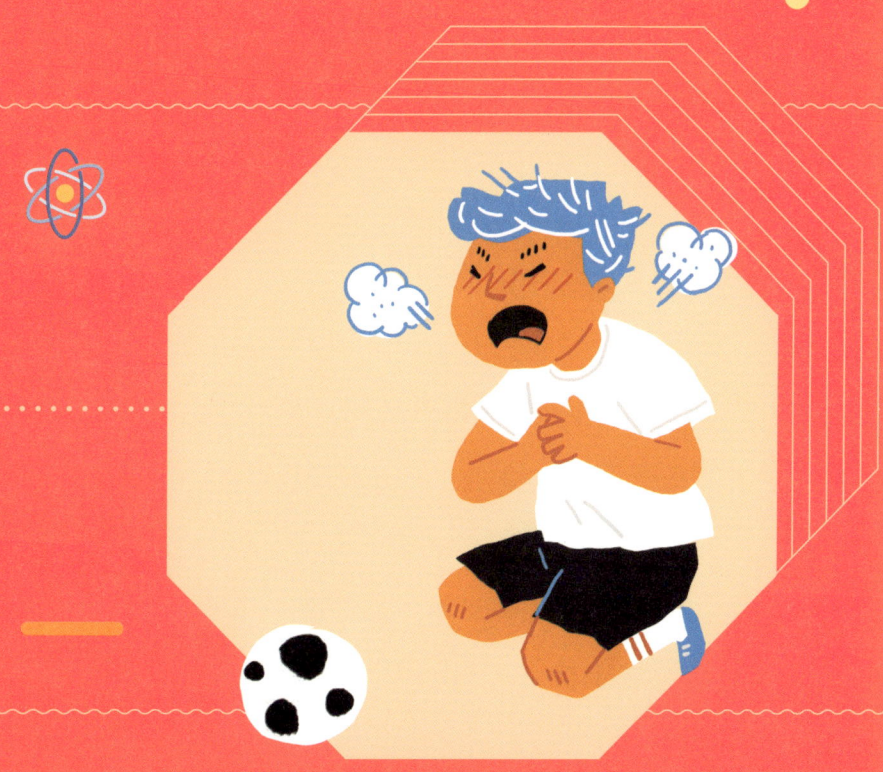

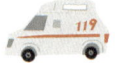

## 정상 호흡 횟수와 호흡량

우리의 호흡은 숨을 들이마시는 '들숨'과 내쉬는 '날숨'으로 이루어져 있어. 한 번의 들숨과 날숨을 합쳐서 '1회 호흡'이라고 해. 정상적인 사람은 들숨을 2초 동안, 날숨을 3초 동안 진행해서, 1회 호흡에는 약 5초가 걸려. 1분 동안 계산하면 12번이지. 이것이 의학적으로 '정상 호흡수'야. 정상 호흡수는 환자의 건강 상태를 파악할 때 기본적으로 측정해야 하는 중요한 요소지.

만약 어떤 환자가 병원에 왔을 때 호흡수가 이보다 빠르거나 느리면 몸에 문제가 있다는 것을 의미해. 호흡수가 느리면 산소 공급이 잘 안 되니까 문제가 생겨. 하지만 호흡수가 빠른 것도 문제지. 이 부분은 뒤에서 설명할게.

한 번 호흡할 때 **폐**로 들어간 공기의 양과 나오는 공기의 양은 당연히 같아. 성인 남자를 기준으로 0.5ℓ인데 이것이

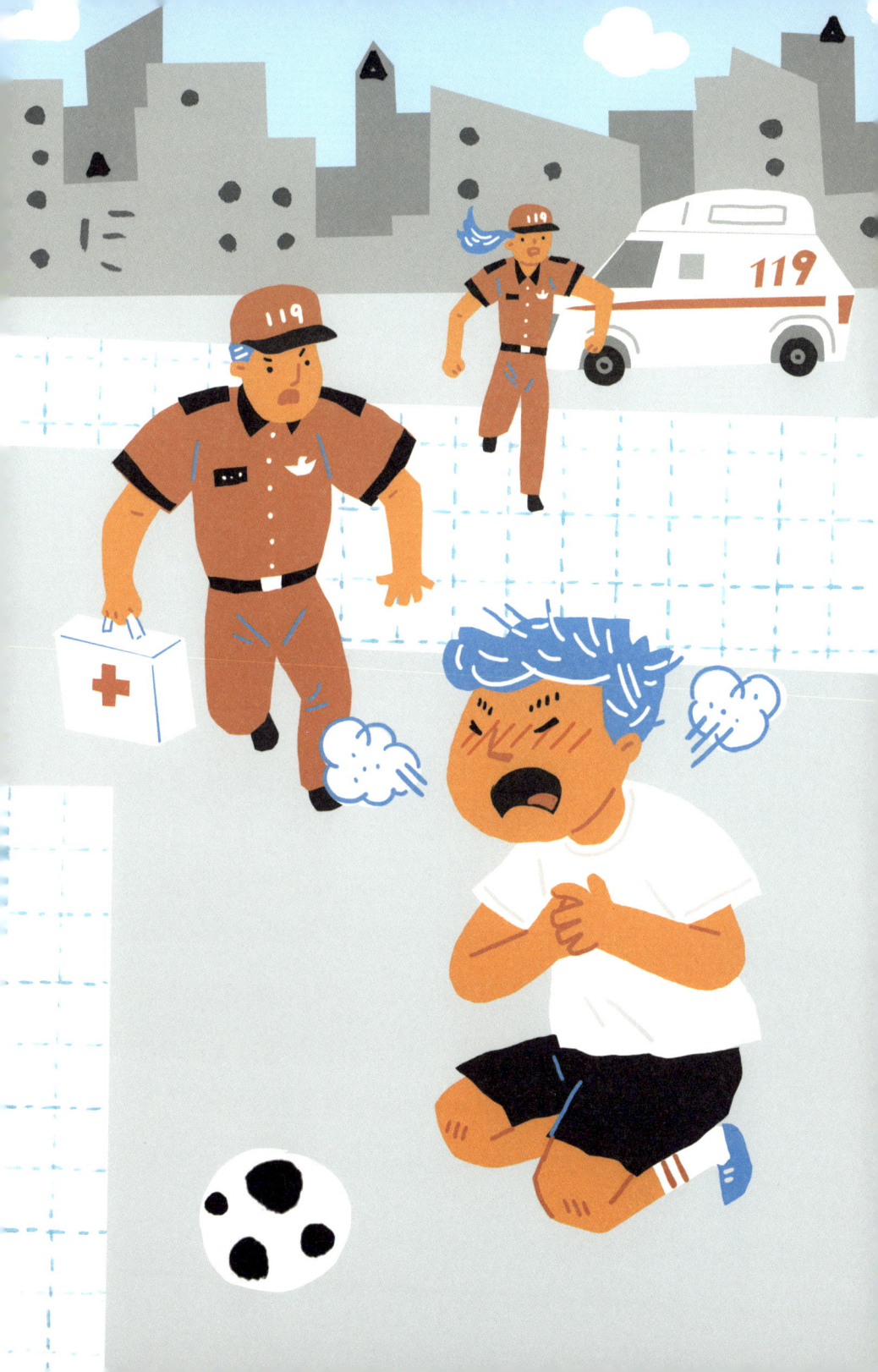

'1회 호흡량'이야. 매번 호흡할 때 0.5ℓ의 공기가 폐를 환기하는 것이므로 호흡을 '폐환기'라고도 하지. 1분 동안 호흡하는 공기의 양은 0.5ℓ씩 12번이므로 6ℓ이고, 이것을 '폐환기량'이라고 해.

## 폐의 팽창과 수축 과정

호흡에서 들숨이 일어나려면 폐가 팽창되어야 밖의 공기가 폐로 들어올 수 있고, 날숨이 일어나려면 폐가 수축되어야 폐 속 공기가 밖으로 배출될 수 있지. 그런데 폐는 풍선과 비슷한 공기주머니인 폐포들이 모여 있는 구조여서 스스로 팽창이나 수축할 수 없어. 대신 폐를 둘러싸고 있는 주위의 근육이 수축이나 이완하면서 폐를 움직이는 거야.

폐는 갈비뼈와 척추뼈를 골격으로 하는 '흉곽' 안에 있어. 갈비뼈는 우리 가슴 앞에서 쉽게 만져질 거야. 척추뼈는 등 가운데를 만져 보면 알 수 있지. 흉곽 속에는 2개의 폐가 있는데, 왼쪽 폐와 오른쪽 폐는 서로 연결되지 않고 분리되어 있어. 한쪽 폐에 문제가 생겨도 다른 쪽으로 호흡할 수 있게 하기 위해서지. 2개의 폐 사이에는 심장이 자리잡고 있는

데, 약간 왼쪽 폐에 가까이 있어.

흉곽 밑으로는 '횡격막 또는 가로막'이라고 하는 넓적한 종 모양의 근육이 폐의 밑에 붙어 있지. 횡격막 아래는 배 속 공간을 의미하는 '복강'이라는 곳이야. 복강에는 위, 소장, 대장, 간, 콩팥 신장 등 많은 장기와 조직이 모여 있어.

폐가 팽창하기 위해서는 두 가지 근육이 수축해야 해. 가장 큰 역할을 하는 것은 횡격막이야. 횡격막은 넓적한 종 모양이면서 위로는 폐에 붙어 있어서 수축하게 되면 종 모양이 낮아져서 위에 있는 폐를 아래로 끌어내리게 돼. 그러면 폐는 위아래 방향으로 길이가 늘어나 폐의 부피가 증가하면서 밖의 공기가 들어올 수 있지. 횡격막은 폐가 팽창하는 데 필요한 힘의 75% 정도를 담당하는 아주 중요한 근육이야.

교통사고 등으로 목의 척추뼈를 다칠 경우, 목 척추 속에 있는 **척수신경**까지 다칠 수 있는데 잘못하면 횡격막으로 가는 신경을 건드려서 호흡을 못하게 될 수 있어. 그래서 교통사고 환자를 병원으로 옮길 때는 목이 움직이지 않도록 잘 고정해 준 다음 이동해야 해.

폐를 팽창시키는 데 필요한 두 번째 근육은 갈비뼈 사이

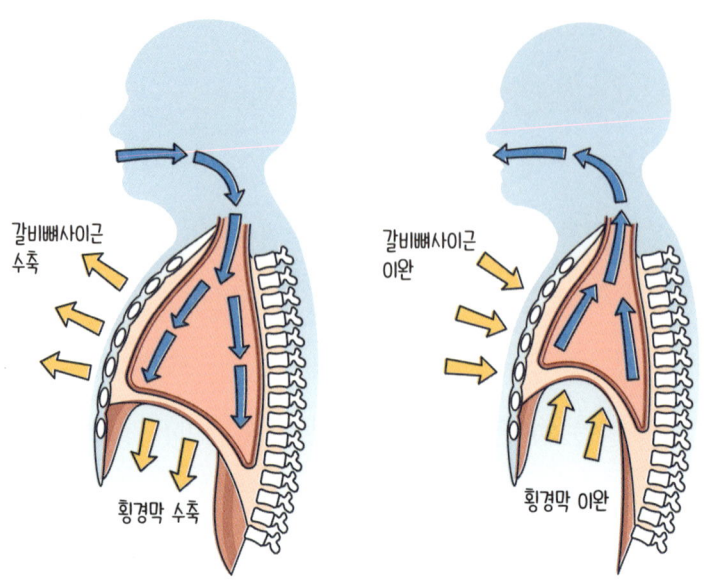

들숨(왼쪽)과 날숨(오른쪽)일 때 폐가 팽창되고 수축되는 과정

에 있는 '갈비뼈사이근'이야. 이 근육은 갈비뼈 전체와 흉곽을 몸의 앞쪽으로 들어올리는 역할을 해. 그러면 흉곽 전체의 앞뒤 공간이 넓어지게 되므로 안에 있는 폐도 팽창하게 되지. 갈비뼈사이근의 역할은 횡격막보다는 작아서 폐가 팽창하는 데 필요한 힘의 25% 정도를 담당해.

보통 편안하게 호흡할 때는 횡격막 근육과 갈비뼈사이근만 수축하면 돼. 그러나 심한 운동으로 폐환기량이 증가되어야 할 때는 횡격막과 갈비뼈사이근을 더욱 강력하게 수축시키면서, 추가로 목에 있는 근육도 수축해서 흉곽을 들어 올려 주어야 호흡량이 더 늘어날 수 있어.

들숨이 일어나기 위해서는 폐가 팽창되어야 하므로 폐를 둘러싸고 있는 흉곽과 횡격막 근육이 에너지를 사용하면서 수축해서 흉곽 속 공간을 늘려 주어야 해. 하지만 날숨이 일어나기 위해서는 들숨 동안 팽창되었던 흉곽과 횡격막을 그냥 이완하기만 하면 돼. 폐, 흉곽, 횡격막 등 모든 조직은 탄력성을 가지고 있으므로 팽창시켰던 근육의 수축이 멈추면 저절로 원래 상태로 되돌아가고, 그 속에 있는 폐도 수축되어 부피가 줄어들면서 들어온 공기가 배출될 수 있어.

## 폐를 둘러싸고 있는 흉막의 중요성

폐는 '흉막<sup>또는 늑막</sup>'이 둘러싸고 있어. 흉막은 2개의 막으로 되어 있는데, 안쪽 흉막은 폐 조직과 붙어 있고, 바깥쪽 흉막은 흉곽 조직과 붙어 있어. 그래서 두 개의 흉막 사이에는 공간이 생기지. 이를 '흉막강'이라고 하고, 흉막강 안에는 물이 차 있는데 바로 '흉막액'이야.

폐는 왜 두 겹의 흉막으로 쌓여 있고, 그 사이에 흉막액

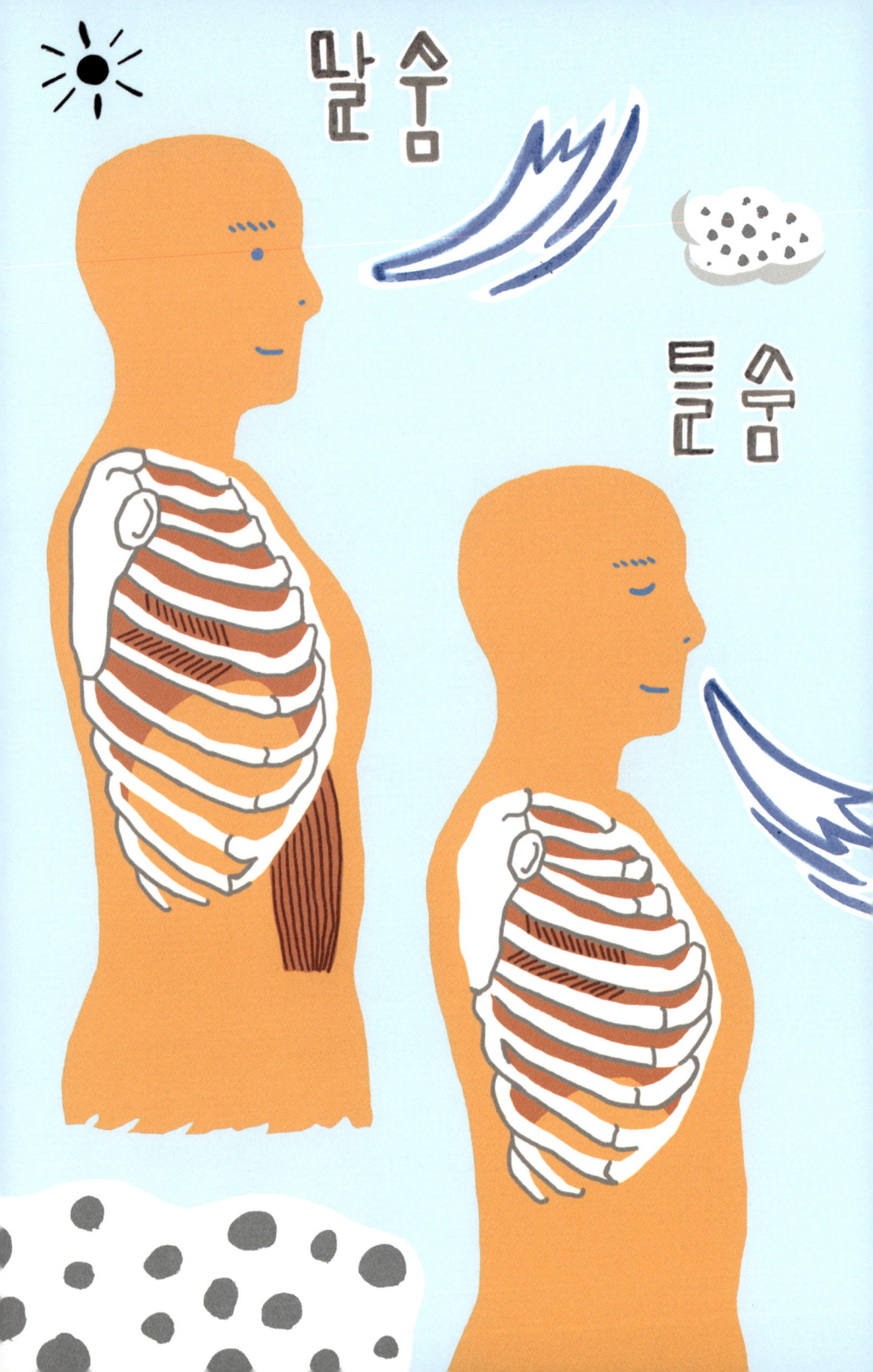

이 있을까? 폐는 평생 동안 팽창과 수축을 반복하는데, 폐가 주위의 흉곽 조직과 붙어 있다면 팽창과 수축을 반복하기 힘들고, 주위 조직과 마찰도 발생하겠지? 그런데 두 겹의 흉막 사이에 흉막액이 있어 폐가 움직일 때 마찰을 줄여 주는 '윤활 작용'을 하게 돼.

폐와 비슷한 경우가 심장이야. 심장도 평생 계속 수축과 이완을 반복하므로 두 겹의 막에 둘러싸고 있고, 그 사이에 액체가 있어서 윤활 작용을 하고 있어.

흉막강 속의 흉막액은 '음압'의 압력을 갖고 있어. 음압은 대기압보다 낮은 압력을 말해. 반대로 양압은 대기압보다 높은 압력이지. 바깥쪽 흉막은 바깥 방향으로 팽창하려는 힘이 항상 유지되고 있고 안쪽 흉막은 폐 조직에 붙어 있어서 가만히 두면 쭈그러들려는 힘이 항상 유지되지. 그래서 흉막 사이의 공간은 두 가지의 힘에 의해 음압이 유지되는 거야.

조금 어려운 내용이지만, 이렇게 흉막강 속의 압력이 음압으로 유지되고 있어서 안쪽에 있는 폐 조직도 적절히 팽창된 상태를 유지할 수 있다고 생각하면 돼.

만약 흉막강의 음압이 없어져 폐가 완전히 쭈그러든다면

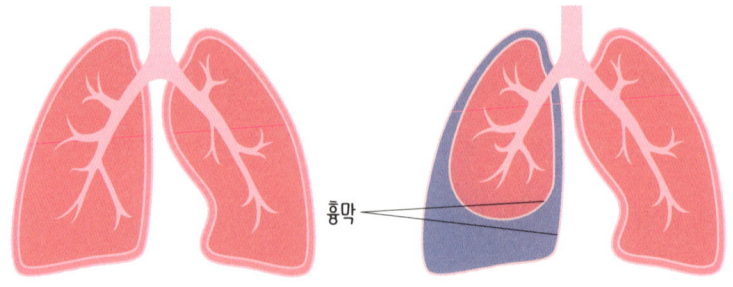

정상적인 폐(왼쪽)와 흉막강에 공기가 들어가 작아진 폐

산소 공급이 이루어지지 못해 큰 문제가 생겨. 이런 질병을 '기흉'이라고 하지. 기흉은 공기가 흉곽 속으로 들어가 폐가 쭈그러든다는 의미야.

교통사고 등으로 흉곽 조직이 다치고 갈비뼈가 부러지면서 흉막에 구멍이 나면 음압 상태이던 흉막강 속에 바깥 공기가 들어차고, 음압으로 팽창된 상태를 유지하던 폐가 안쪽으로 작게 쭈그러들게 돼. 이 경우 숨을 쉬어도 쭈그러든 폐는 팽창되기 힘들지. 그러면 숨쉬기가 어려워져서 심하면 산소 부족으로 사망할 수 있어.

## 우리가 2개의 폐를 갖고 있는 이유

폐는 우리의 생존에 가장 중요한 산소를 공급해 주는 장기야. 만약 폐가 1개만 있다면 흉곽에 조금만 손상이 생기거나, 흉막에 구멍이 생기면 숨을 쉴 수 없어 몇 분 안에 죽고 말 거야. 그래서 우리는 2개의 폐를 갖도록 진화해 왔어.

또 2개의 폐가 각각 흉막으로 둘러싸여 있으면서도 완전히 분리되어 있어서 한쪽 폐가 손상되어도 다른 한쪽 폐는 정상적으로 호흡을 할 수 있지. 불편하기는 하지만 1개의 폐로도 생명은 유지할 수 있어.

사람뿐 아니라 육지 동물은 대부분이 2개의 폐를 갖고 있어. 아주 과거부터 육식 동물은 다른 동물을 사냥하다가 다치는 경우가 많았고, 채식 동물이라고 해도 다른 동물의 공격을 받는 경우가 많았지. 그래서 거의 모든 육지 동물은 폐가 다쳐서 생명이 위험해지는 상황에 대비할 수 있도록 진화해 온 거야.

## 방탄복은 왜 가슴 부위만 가리고 있을까?

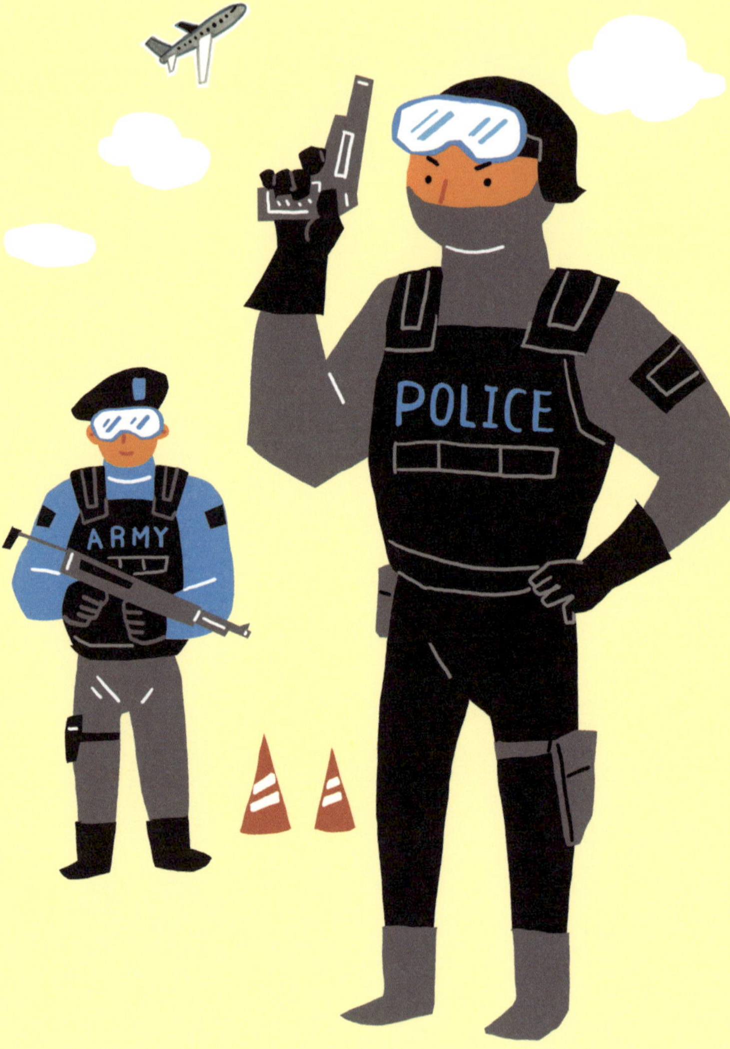

52

경찰이나 군인들이 나오는 영화나 드라마를 보면 총알을 막아 주는 방탄복을 입는 경우가 많아. 방탄복은 총알이나 파편으로부터 보호하기 위해 입는 옷이지. 방탄복은 강철보다 5배는 강한 고강도 섬유를 여러 겹으로 겹쳐서 만들어. 총알의 충격을 흡수하고 분산시키기 위해서지.

총알이 방탄복에 닿으면, 섬유층이 총알을 감싸며 마찰을 발생시켜서 속도를 줄이고, 방탄복 앞면과 뒷면에 들어 있는 세라믹 플레이트가 총알을 변형시켜 힘을 잃게 만들어서 몸을 보호해.

그런데 이 방탄복이 몸을 다 가리는 것은 아니고 가슴 부위, 즉 흉곽 부위만 가려 주는 것을 볼 수 있어.

군인들은 전쟁에서 총에 맞거나 경찰들은 범죄자와 싸우다 다치는 경우가 생기는데 이때 우리 생명이 유지되기 위해서 가장 중요한 것은 산소 공급이야. 산소 공급은 폐에서 공기를 넣어 주고, 혈액으로 들어간 산소를 심장이 몸 전체에 순환시켜 줌으로써 가능해. 그래서 심장과 폐를 보호하는 것이 가장 중요하기 때문에 폐와 심장이 있는 흉곽 부위를 총알이 뚫고 들어오지 못하도록 방탄복을 입는 거야.

이와 함께 우리 몸의 조절자인 뇌도 보호해야 하므로 방탄 헬멧을 쓰는 건 당연하지. 물론 팔다리를 다쳐서 피를 많이 흘리면 사망할 수 있으므로 몸 전체를 다 가려 주면 좋겠지만, 그렇게 하면 빨리 걷거나 뛰기 힘들기 때문에, 최소한으로 보호하기 위해 방탄복을 입는 거야.

## 안정상태의 호흡량과 최대 호흡량

 의학적으로 우리 몸의 움직임을 멈추어서 에너지를 최소로 사용하는 상태를 '안정상태'라고 해. 에너지를 적게 사용하므로 산소 소모량도 최소이고 호흡량도 최소이지. 안정상태에서 호흡량 폐환기량을 측정하면 0.5ℓ야.

 운동을 하면 산소를 많이 사용하므로 호흡량인 폐환기량도 늘어나야겠지? 우리 폐를 최대한 팽창시키면 얼마나 많은 공기가 들어올 수 있을까? 이것을 측정하는 장치가 '폐활량계'야. '폐기능 검사'를 하면 폐활량을 측정할 수 있어. 폐활량계는 호흡기 질병을 다루는 호흡기 내과 병원에서 볼 수 있지.

 폐활량계로 폐기능 검사를 할 때는, 우선 편안하게 호흡을 하면서 안정시킨 다음, 있는 힘을 다해서 폐를 팽창시켜서 최대한 공기를 폐 속에 넣어 주고, 다시 최대한 힘을 가해서 폐 속의 공기를 내보내야 해. 이렇게 하면서 공기량의 변화와 공기 흐름의 속도 등을 측정해서 폐와 기도에 질병이 있는지 살펴보는 거지.

 안정상태에서 0.5ℓ의 공기를 호흡하고 있다가, 최대한 힘

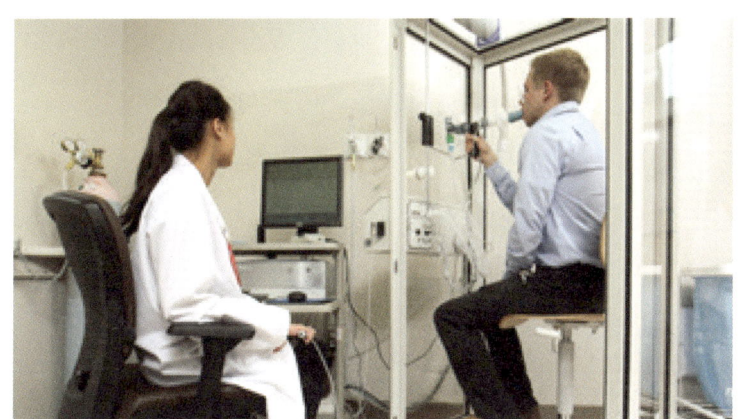
폐기능 검사를 하는 모습

을 가해서 숨을 들이쉬면 3ℓ의 공기가 폐 속으로 더 들어와. 이렇게 폐가 최대로 팽창한 상태에서 최대한 힘을 가해 공기를 내보내면 4.6ℓ가 배출돼. 이 값이 폐기능의 기본 지표인 '폐활량'이야.

최대한 힘을 주어 폐를 수축시켜도 완전히 쭈그러뜨리지는 못하므로 폐 속에는 1.2ℓ의 공기가 남아 있는데 이것은 '잔류용적'이지. 폐활량인 4.6ℓ에 잔류용적인 1.2ℓ를 더하면 5.8ℓ가 되는데, 이 값이 바로 폐를 최대한 팽창시킬 때 폐 속에 있는 공기의 양이고, '전체 폐용량'이야.

또 평상시 안정상태에서 호흡할 때, 2초간의 들숨에 산소가 많은 공기 0.5ℓ가 들어오지만, 3초간의 날숨에는 0.5ℓ의 폐 속 공기가 나가기만 하지 새로운 공기는 들어오지 않아. 그렇다면 3초 동안 우리 몸에는 산소가 없는 걸까? 다행히도 0.5ℓ의 공기를 내쉰 후에도 폐 속에는 2.3ℓ 정도의 공기가 남아 있어. 그래서 숨을 내쉬는 3초 동안에도 폐 속에 남아 있는 2.3ℓ의 공기 속 산소가 우리 몸에 일정하게 산소를 공급해 주지. 이것을 보면 우리 몸은 놀랍도록 잘 진화했다는 것을 알 수 있어.

## 알아두면 힘이 되는 의학 용어 풀이

| | |
|---|---|
| 폐 | 호흡을 담당하는 중요한 기관. 우리 몸에는 오른쪽과 왼쪽, 2개의 폐가 있다. 폐는 공기 중의 산소를 흡수하고, 이산화탄소를 배출하는 역할을 하는데, 이 과정은 우리가 숨을 들이쉴 때와 내쉴 때 일어난다. |
| 척수신경 | 척수에서 나와 신체의 각 부위로 연결되는 신경. 총 31쌍의 척수신경이 있으며, 각각의 신경은 특정 부위의 감각과 운동을 담당한다. 척수신경은 크게 '감각신경'과 '운동신경'으로 나눈다. 감각신경은 신체의 감각 정보를 척수로 전달하고, 운동신경은 척수에서 신체의 근육으로 명령을 전달한다. |

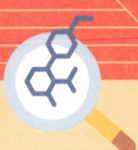
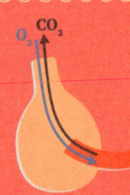

폐포 속으로 들어온 공기에 포함된 산소는 폐포를 그물처럼 감싸고 있는 폐모세혈관의 혈액으로 이동돼. 반대로 세포에서 만들어진 이산화탄소는 폐모세혈관을 지나면서 혈액에서 폐포 속으로 이동되지. 산소와 이산화탄소는 폐포와 폐모세혈관 사이를 통과하면서 6개 층으로 이루어진 세포막과 액체층을 지나야 해. 하지만 산소와 이산화탄소 모두 크기가 작은 가스이므로 문제 없이 아주 빠르게 통과할 수 있어.

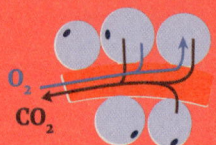

# 3
# 폐 속에서는 어떤 일이 일어날까?

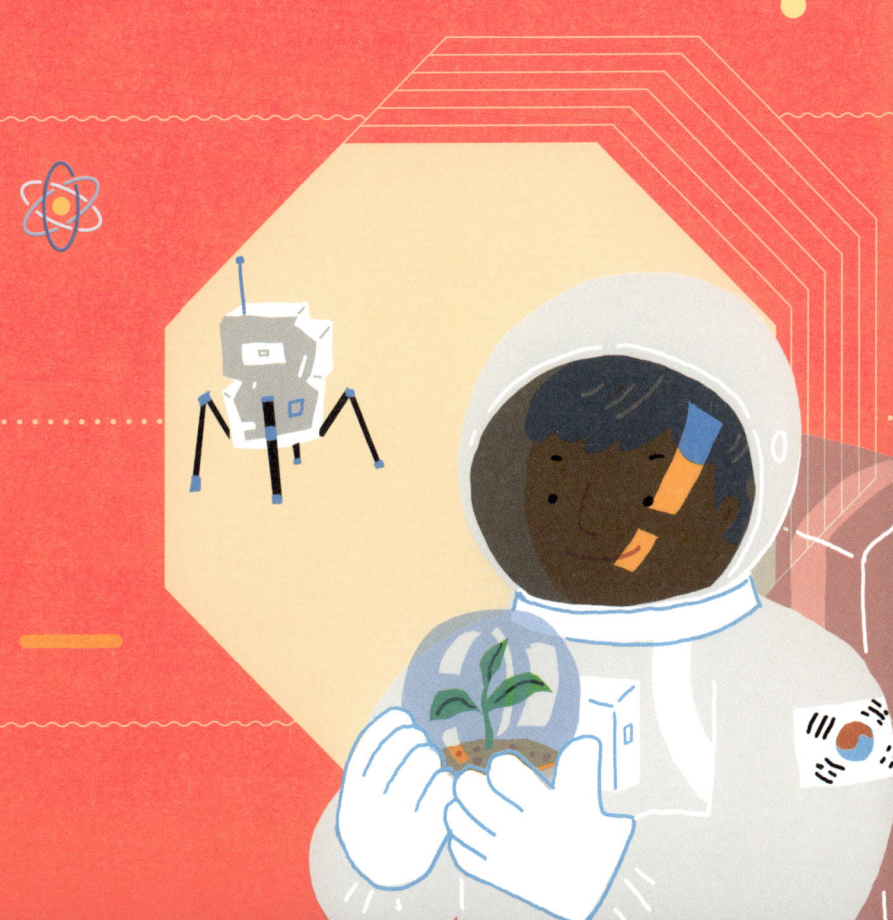

## 기체 분자가 이동하는 방법

우리가 숨 쉬는 공기 속에는 여러 종류의 기체가 포함되어 있어. 가장 많은 **질소**가 78.6%이고, 그다음은 산소로 20.9%야. 이 외에 이산화탄소는 0.04%로 아주 적고, 기체 상태의 물 분자도 0.46%를 차지하고 있지.

기체 분자들은 크기도 아주 작지만 아주 빠르게 움직일 수 있어. 기체 분자들이 움직이는 방법을 **확산**이라고 해. 불이 났을 때 연기가 공기 속으로 퍼져가는 것은 연기 분자들의 확산이야. 냄새가 퍼져가는 것도 마찬가지지.

산소와 이산화탄소 같은 기체 분자들은 물속에서도 빠르게 확산하며 이동해. 공기 속의 확산과 다른 점은 물 분자에 녹는 정도가 다르다는 거야. 이산화탄소는 물 분자와 잘 결합하므로 산소보다 20배나 더 잘 녹아.

폐포 속 공간과 주위의 혈액 사이에서 산소와 이산화탄소

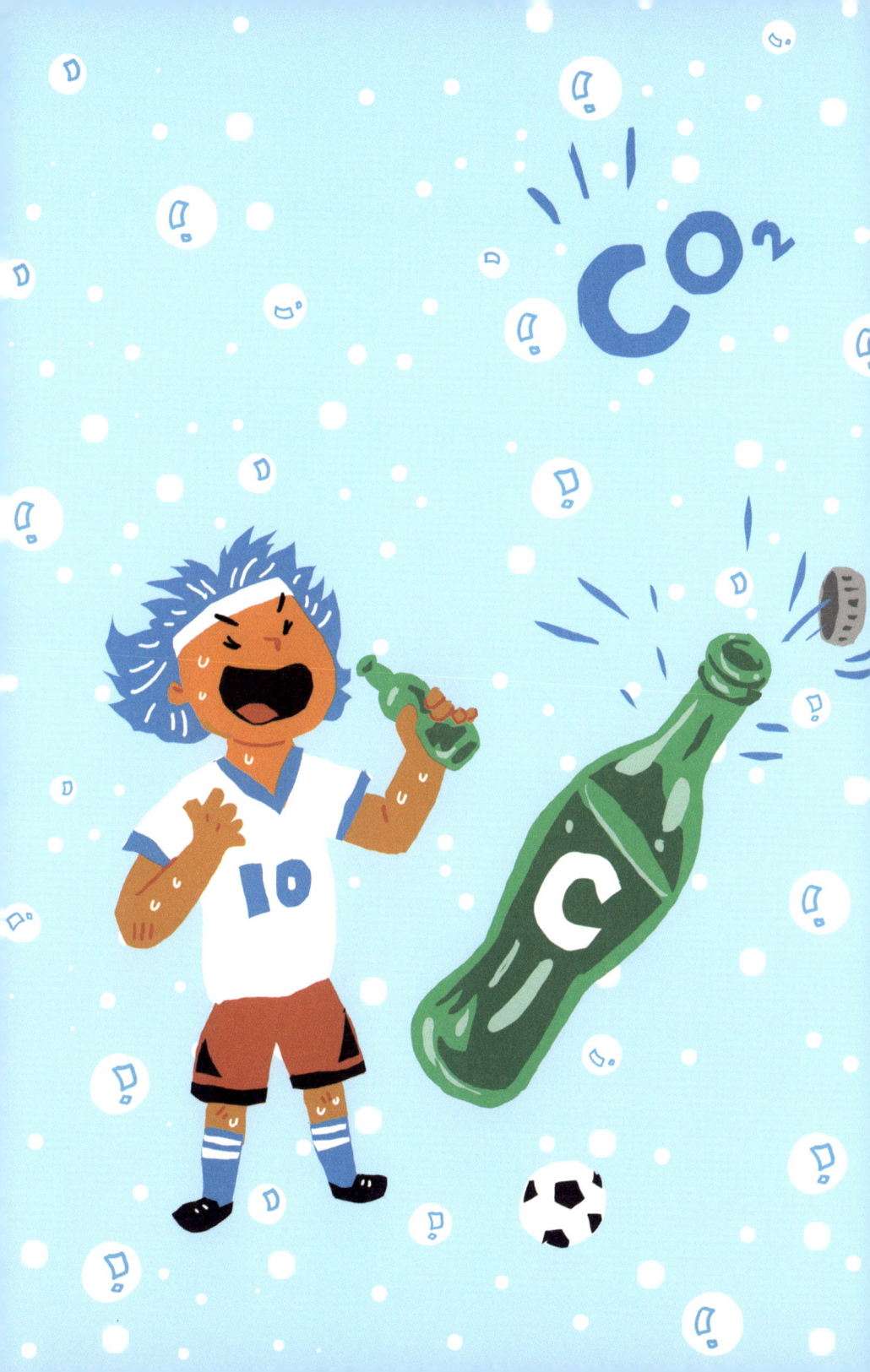

도 확산으로 이동되는데, 세포와 조직에 있는 물을 통과해야 해. 이때 이산화탄소가 산소보다 물에 20배나 잘 녹으므로 20배는 더 빨리 이동할 수 있어.

**탄산음료**는 이산화탄소의 이 원리를 이용해서 만든 거야. 음료 속에 이산화탄소를 녹여 넣으면, 뚜껑을 열 때 녹아 있던 이산화탄소가 공기 중으로 튀어 나오면서 작은 공기 방울을 만들고, 그 공기 방울이 톡톡 터지는 거지. 그래서 탄산음료를 마시면 시원하게 느껴지는 거야.

> 참고하기
>
> ## 높은 산에 올라가면 산소가 부족한 이유
>
> 우리가 마시는 공기 속에는 산소와 질소, 이산화탄소, 수증기 등 여러 기체가 혼합되어 있어. 지구의 공기를 '대기 기체'라고 하는데, 지구는 중력이 있어서 모든 물질을 아래로 끌어당기지. 사과나무에서 사과가 밑으로 떨어지는 것도 중력 때문이야. 이것을 발견한 과학자는 '과학의 아버지'라고 불리는 아이작 뉴턴이지.
>
> 대기 기체도 중력의 영향을 받아. 그래서 대기 기체 분자들도 아래로 내려가기 때문에 위로 올라갈수록 공기 분자의 양이 줄고, 바다 밑으로 내려갈수록 녹아 있는 공기 분자의 양이 많아지는 거지.

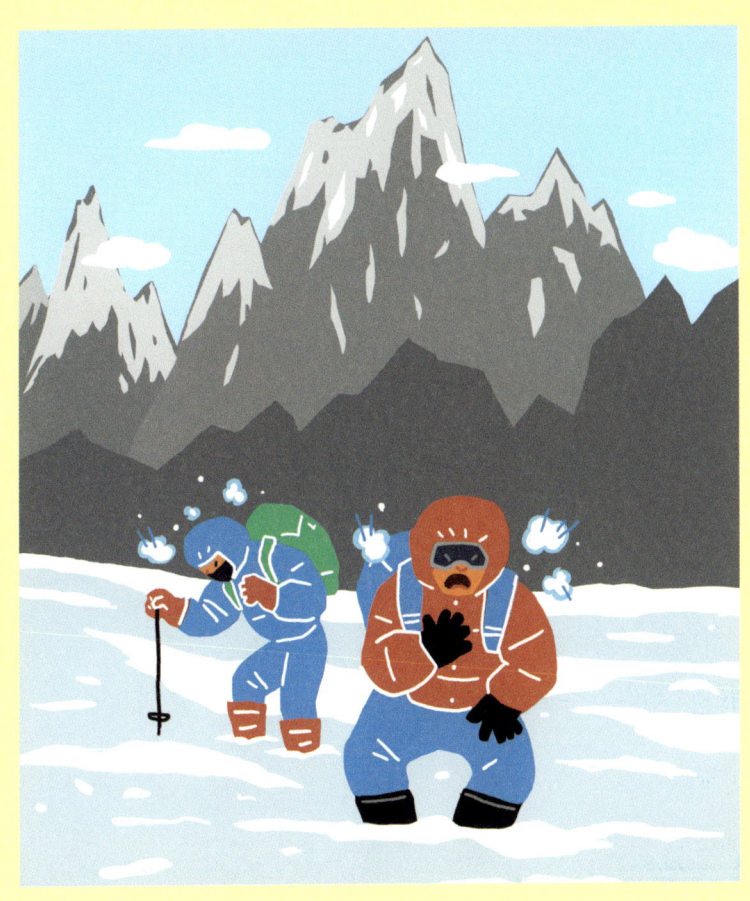

　1기압은 지구 해수면에서의 평균 대기압을 기준으로 해. 760mmHg 수은주 밀리미터로도 표현하기도 하는데 이것은 수은 기둥이 760mm 높이까지 올라갈 때의 압력과 같다는 말이야. 계산해 보면 약 3,000m의 산에서 대기 기체의 압력은 523mmHg이고 기압은 0.7 정도야. 기압이 1보다 적은 만큼, 산소가 부족한 것이니 호흡이 힘들어지지.

## 폐포에서 혈액으로, 혈액에서 폐포로

평상시 안정상태에서 호흡량인 $0.5\ell$의 공기를 들이마시면, $0.35\ell$의 공기는 폐포까지 들어가게 돼. 그러면 $0.15\ell$의 공기는 폐포까지 가지 못하는 걸까? 맞아. 코에서부터 인두부, 후두부, 기관, 기관지를 거쳐 들어가는 기도가 길고 점점 좁아지니까 2초 동안 숨을 들이마실 때 앞쪽에 들어간 $0.35\ell$의 공기만 폐포까지 도달하고, 뒤에 들어온 공기는 폐포에 도달하기 전에 숨을 내쉬기 시작하므로 공기가 배출되기 때문이야.

앞에서 호흡량이 1분 동안 $6\ell$라고 했는데, 이중에서 실제로 폐포까지 들어갔다가 나오는 공기의 양은 $0.35\ell$씩 12번이므로 $4.2\ell$야. 이 양을 폐포를 환기한 공기의 양이라는 의미로 '폐포환기량'이라고 하지.

한 번 호흡에서 $0.35\ell$의 공기가 폐포까지 들어가는데, 그 속에 있는 산소는 어떻게 폐포 벽을 통과해서 혈액까지 들어갈 수 있을까? 반대로 우리 몸의 세포가 산소를 이용하고 만들어낸 이산화탄소는 어떻게 혈액에서 폐포 벽을 통과해서 폐포로 들어갈 수 있을까?

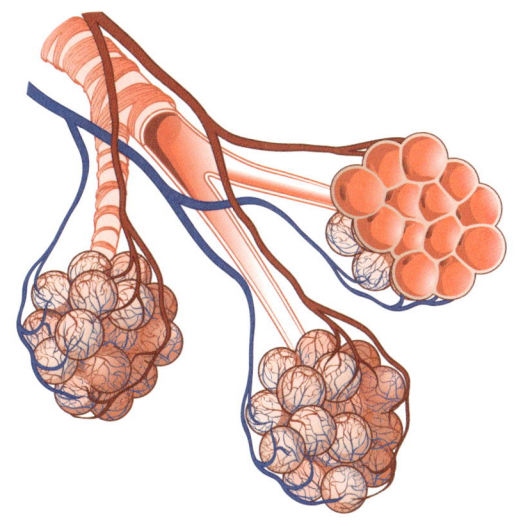

폐모세혈관이 폐포를 그물처럼 감싸고 지나는 모습

## 폐포를 둘러싸고 있는 폐모세혈관

 심장에서 폐로 들어오는 폐동맥은 점점 가늘어져서 가장 가는 혈관인 폐모세혈관이 되고, 폐모세혈관은 폐포 하나하나를 촘촘한 그물처럼 둘러싸면서 지난 다음, 폐정맥을 거쳐 심장으로 들어가게 돼. 폐포 하나하나를 폐모세혈관이 만나면서 폐포와 혈액 사이에 산소와 이산화탄소의 이동이 일어나는 거야.
 우리의 양쪽 폐에는 약 3억 개의 폐포가 있어. 폐포 하나

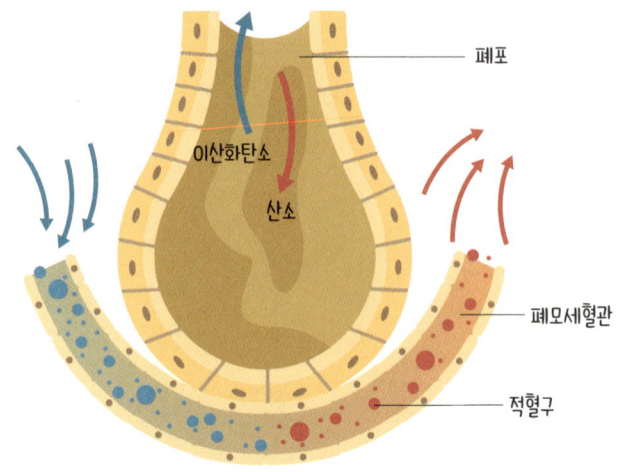

폐포와 폐모세혈관 사이의 산소와 이산화탄소의 이동

의 크기는 머리카락 굵기인 0.2mm 정도이지만, 폐포와 폐모세혈관이 접촉하는 면적을 계산해 보면 50~100㎡ 정도나 돼. 가로와 세로가 10m씩 되는 크기니까 학교 교실 정도의 면적이야. 이 정도 면적에 접촉하는 폐모세혈관 속 혈액의 양은 약 70㎖로, 종이컵의 반 정도지. 교실 바닥 전체에 종이컵 반 정도의 물이 아주 고르게 흩어져 있다고 생각하면 돼.

산소와 이산화탄소는 혈액으로 들어간 다음에는 적혈구까지 이동해. 마치 학교 교실 바닥에 적혈구라는 세포를 촘

촘촘하게 뿌려놓은 것처럼 폐포와 혈액이 만나는 거야. 그렇기 때문에 폐포 속의 산소가 혈액 속 적혈구로 쉽게 이동되고, 적혈구 속에 있는 이산화탄소가 폐포 속으로 쉽게 이동될 수 있어.

**참고하기**

## 달이나 화성에는 산소가 없을까?

우리가 살고 있는 지구는 적당한 크기를 갖고 있어서 중력도 적당해. 그래서 대기 기체들이 지구 표면에 모여 있을 수 있어. 지구에서는 오래전부터 식물이 자라나면서 산소를 만들어 냈고, 지구 대기 속에 적당한 산소가 존재하게 되었지. 그래서 산소를 이용해야만 살 수 있는 동물이 생겨나게 되었고, 우리도 산소를 적절하게 이용할 수 있도록 호흡 기계가 진화해 왔어.

그런데 지구 옆에 있는 화성은 지구 크기의 1/2 정도이므로 중력도 작아 공기 분자들이 모여서 대기를 구성하지 못해. 대기 기체의 양이 지구의 0.75% 정도밖에 안 되지. 산소가 없어 식물도 자라지 못해. 대기 기체의 대부분인 95%가 이산화탄소이고, 질소는 3% 정도야.

지구의 위성인 달은 지구가 만들어질 때 함께 만들어졌는데, 크기가 작아서 중력이 지구의 1/6 정도야. 공기 분자는 화성보다 적어서 대기 기체가 없는 진공 상태에 가까워. 즉 기체 분자가 없는 우주 공간 같은

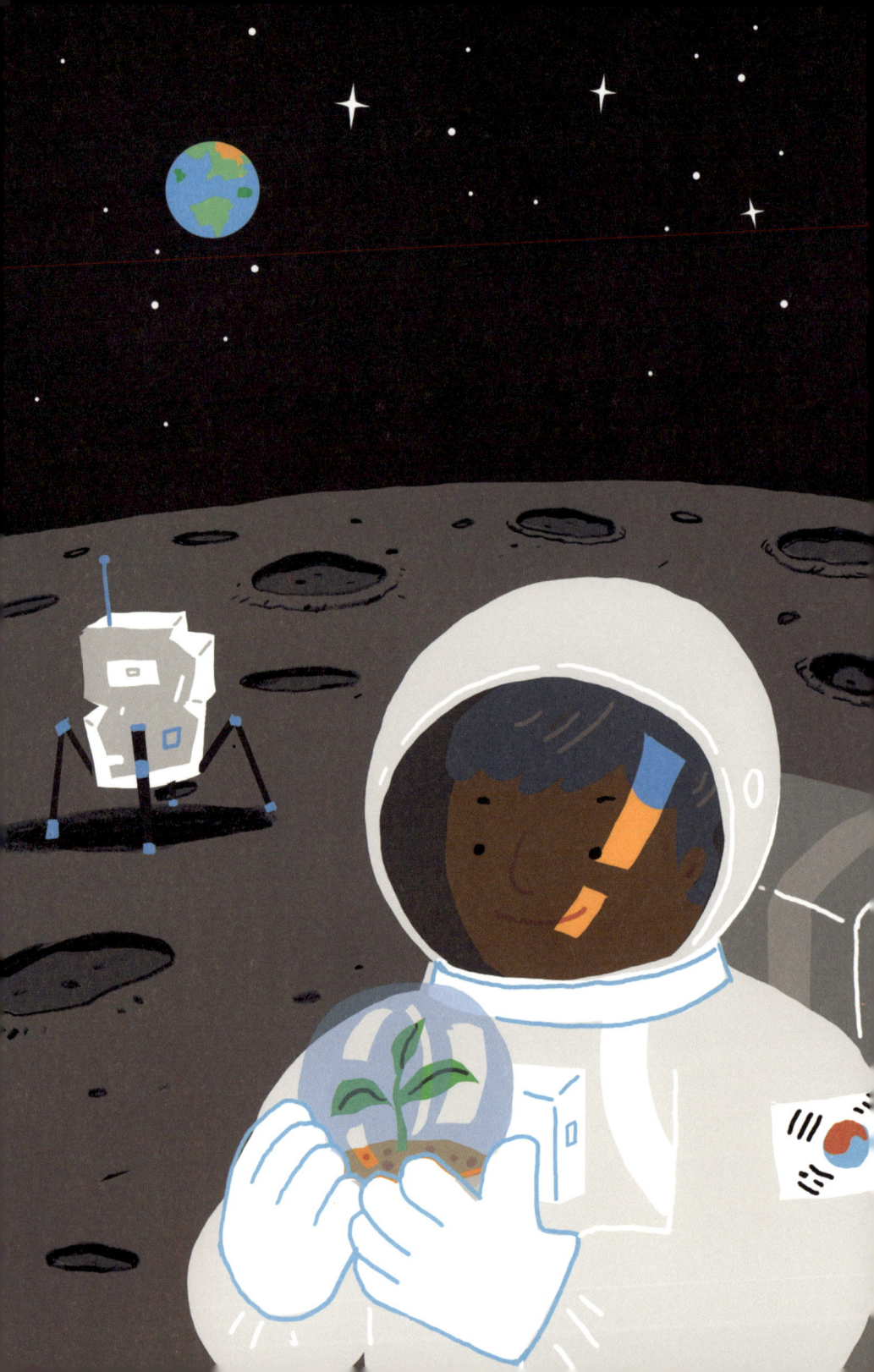

상태이지.

  사람이 살기 위해서는 산소가 필요해. 만약 화성이나 달에 물이 있다면 수소 2개와 산소 1개로 분해해서 산소를 만들 수 있어. 조사에 따르면 화성이나 달은 몹시 추워서 물이 얼음 상태로 있을 가능성이 많아. 그래서 우주과학자들은 화성이나 달에서 사람이 살 수 있도록 하기 위한 연구를 진행 중이지. 어쩌면 머지 않은 미래에 화성이나 달로 여행 가는 날이 올지도 몰라.

## 알아두면 힘이 되는 의학 용어 풀이

**질소**   원자 번호 7번인 비금속 화학원소. N으로 표시한다. 색과 냄새가 없는 기체로 지구 대기의 약 78%를 차지하고 있다. 상온에서는 기체지만 영하 196℃가 되면 액체로 변한다. 단백질과 DNA 같은 중요한 생체 분자의 구성 요소이며, 식품포장이나, 냉각제, 비료, 전자부품의 제조에도 사용된다.

**확산**   농도가 높은 곳에서 낮은 곳으로 물질이 자연스럽게 이동하는 현상. 예를 들어 설탕물이 담긴 컵에 설탕을 더 넣으면 농도가 높아지고, 물을 더 부으면 농도가 낮아진다. 방 안에 향수를 뿌리면 공기 중으로 퍼져 나가 방 전체에 향기가 퍼지는 것도 확산이다. 확산은 농도의 차이가 클수록, 온도가 높을수록, 작은 분자일수록 속도가 빨라진다.

**탄산음료**   높은 압력을 이용해 이산화탄소를 넣어 만든 청량음료. 이산화탄소가 물에 녹아 탄산이 되면서 톡 쏘는

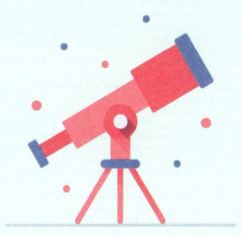

맛을 만들어 준다. 음료의 뚜껑을 열면 압력이 낮아지면서 물에 녹아 있던 이산화탄소가 밖으로 나와 거품이 생긴다. 18세기 후반에 처음 만들어졌고, 이후 전 세계적으로 인기를 끌었다.

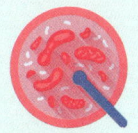

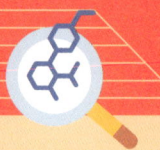 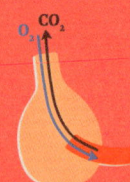

폐포에서 폐모세혈관 혈액으로 들어간 산소의 3% 정도는 혈액 속에 녹은 상태로 이동되지만, 대부분의 산소는 적혈구 속에 있는 단백질인 혈색소에 결합된 상태로 운반돼. 우리 혈액 속에 있는 혈색소의 97%는 폐모세혈관을 지나면서 산소와 결합해서 이동하고, 말초조직 세포를 지나면서 세포들이 필요로 하는 만큼 산소를 떨어뜨려 주지.

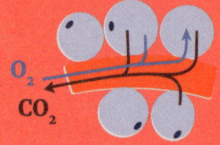

# 4

# 산소는 어떻게 세포까지 운반될까?

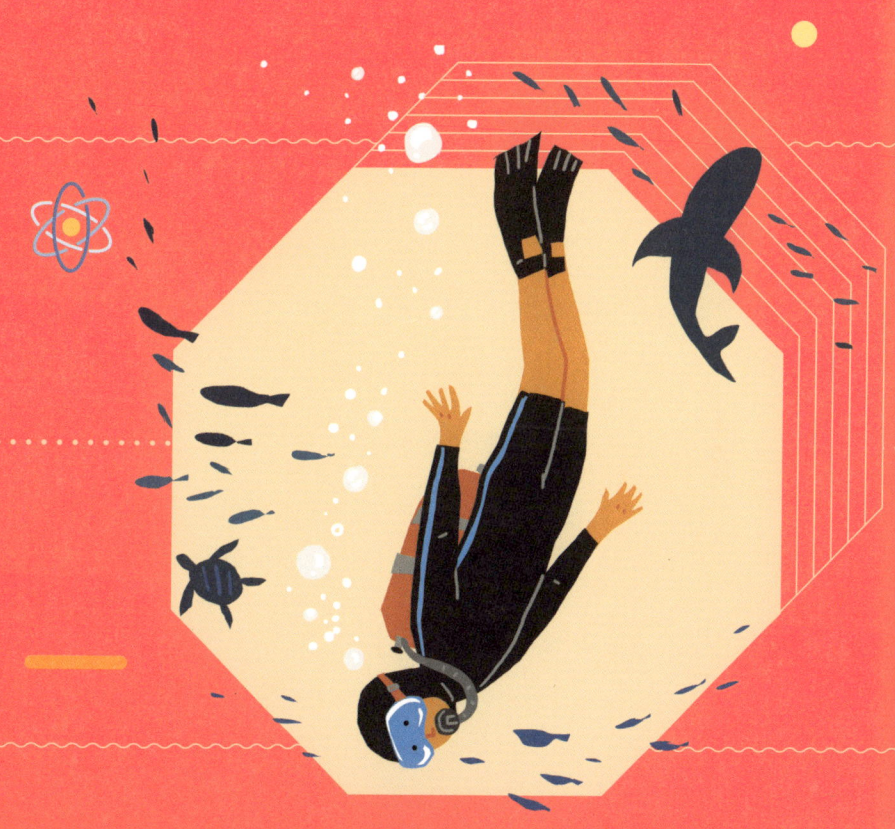

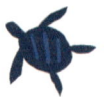

## 산소가 운반되는 과정

우리가 공기를 들이마시면 산소가 많이 포함된 공기가 폐포까지 들어가. 폐포 속에는 산소가 있지만 폐포를 감싸고 있는 모세혈관 속의 혈액에는 산소가 적기 때문에, 산소는 빠르게 폐포에서 주변 혈액으로 확산돼. 그러면 폐의 모세혈관으로 들어간 산소는 혈액 속에 녹아서 운반될까? 아니면 혈액 세포나 다른 물질들이 산소의 운반을 도와줄까?

혈액으로 들어간 산소의 3% 정도만 혈액에 녹은 상태로 운반되고, 나머지 97%는 적혈구 속으로 들어가서 적혈구 속에 있는 단백질인 **혈색소** 헤모글로빈에 결합되어 운반돼. 그만큼 산소 운반에는 적혈구와 그 속의 혈색소가 중요한 역할을 하고 있는 거야.

## 산소 운반에 중요한 단백질인 혈색소

혈색소라는 단백질은 철Fe이 4개 포함된 화학구조를 갖고 있어. 산소는 철 분자 1개에 산소 분자 1개씩 결합할 수 있으므로 혈색소 1개는 4개의 산소 분자와 결합할 수 있지. 철과 산소의 화학결합은 느슨해서 산소가 많은 혈액에서는 쉽게 산소가 철분에 결합하지만, 산소가 적은 혈액에서는 산소가 철분에서 쉽게 떨어져 나가.

산소가 많이 결합한 혈색소는 밝은 붉은색이야. 그래서 동맥도 밝은 붉은색이지. 반면에 산소가 많이 떨어져 나간 혈색소는 어두운 붉은색을 나타내므로 정맥은 검붉은색이야.

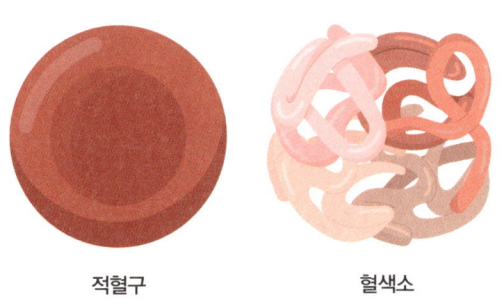

적혈구　　　　　　혈색소

## 혈액에서 운반되는 산소의 양

산소가 많은 폐포를 지나는 폐모세혈관 속 혈액은 혈색소가 산소와 많이 결합해서 혈액 속에 산소가 많아. 이렇게 산소가 많은 혈액은 폐정맥을 거쳐서 왼쪽 심장으로 들어간 다음 대동맥을 거쳐 우리 몸 전체의 동맥과 모세혈관으로 흘러가게 돼.

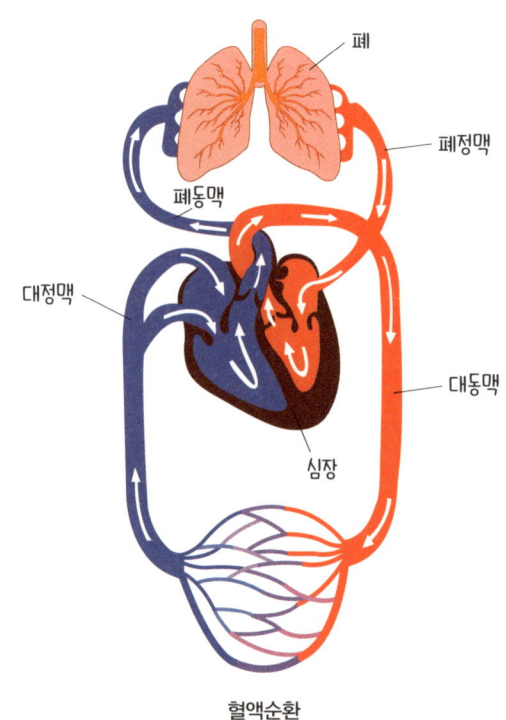

혈액순환

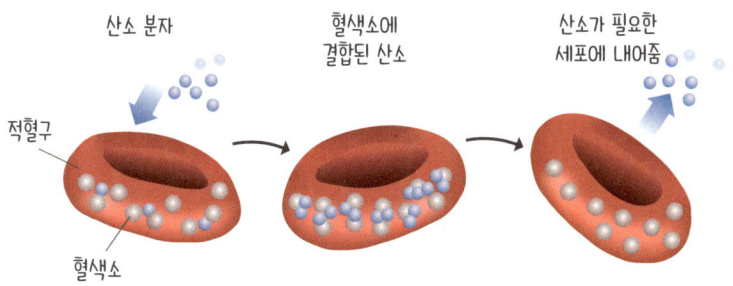

산소가 적혈구 속 혈색소와 결합해 운반되는 과정

우리 몸의 일반적인 세포들이 모여 있는 곳을 '말초조직'이라고 하는데 말초조직의 세포들은 계속 산소를 사용하고 있으므로 세포 주변에 산소가 줄어들게 돼. 그러면 말초조직 세포를 지나는 모세혈관 속 혈액의 혈색소에 결합해 있던 산소가 떨어져 나가 주위 조직으로 이동하면서 말초조직 세포에게 산소를 공급하는 거야. 온몸의 모세혈관을 돌고 난 혈액은 정맥을 거쳐서 오른쪽 심장으로 들어간 다음 다시 폐모세혈관으로 이동하는 과정을 반복하지.

조금 복잡한 내용이지만 천천히 읽으면 이해할 수 있을 거야.

혈액 100㎖를 기준으로 설명하면, 폐를 지나면서 19㎖의 산소가 포함되었던 혈액은 온몸으로 흘러간 다음, 말초조직을 지나면서 14㎖ 정도만 남게 되고 다시 폐로 가는 거야.

참고하기

## 산소 중독은 뭘까?

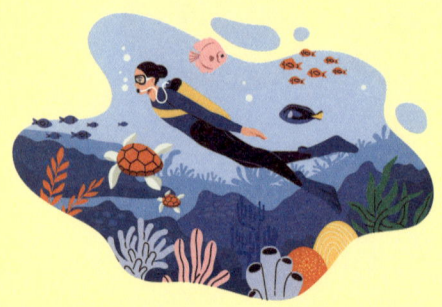

　공기의 압력을 '기압'이라고 하는데, 기압은 지구 중력에 따라 변해. 바다 밑으로 내려갈수록 지구 중력이 세지면서 압력이 높아지고 그 속에 녹아 있는 공기 분자들의 압력도 높아져. 10m 깊이마다 공기의 압력은 1기압씩 증가하게 돼. 해수면의 기압이 1기압이므로 만약 스킨스쿠버가 30m 깊이로 잠수한다면 공기의 압력은 4기압이 되는 거야.
　기체의 압력이 4배가 되는 30m 물속에서는 산소 분자도 압력이 4배나 높아져 혈액 속에 많이 녹아들게 돼. 세포 속에 지나치게 많은 산소가 들어오면 산소 분자들이 화학반응을 일으켜서 독성이 있는 **활성산소**가 만들어져. 활성산소가 많이 생기면 세포들의 기능을 방해할 수 있어. 특히 뇌신경세포는 활성산소에 약해.
　만약 30m 깊이로 잠수한다면 30~60분마다 물 위로 올라와야 해. 이보다 오래 머물면, 뇌신경세포가 기능을 잃게 되므로 의식을 잃거나 심하면 경련을 일으켜 사망할 수도 있어. 매년 해외에서 스쿠버다이빙으로 사고가 계속되는 것도 이 때문이야. 멋진 바닷속 구경은 즐거운 일이지만 잠수 시간은 반드시 지켜야 해.

결국 5㎖의 산소를 온몸의 세포에게 공급해 준 거지. 우리 몸은 1분 동안 5ℓ 5,000㎖의 혈액이 돌고 있으므로, 1분 동안 온몸의 세포로 공급되는 산소의 양은 250㎖이고, 이 값을 '1분 동안 산소 소모량'이라고 말해. 즉 우리 몸을 구성하는 약 100조 개의 세포들이 1분 동안 사용하는 산소의 양은 250㎖라는 거지.

## 운동할 때 혈액 속 산소량의 변화

그런데 안정상태에서 산소 소모량은 250㎖이지만, 100m 달리기와 같이 심한 운동을 하면 1분 동안 산소 소모량이 20배까지 증가하기도 해. 이럴 때는 어떻게 해야 할까? 우선 산소를 운반하는 단백질인 혈색소의 특성이 중요해.

심한 운동을 하게 되면 말초조직 세포들이 산소를 많이 사용하기 때문에 혈색소의 산소가 많이 떨어져 나가 정맥 속의 산소가 감소해. 그러면 혈색소는 안정상태보다 더 많은 산소를 공급해 주게 돼.

또 심한 운동을 하면 심장의 혈액순환량도 평소보다 6~7배 정도 늘어나지. 산소를 사용하는 말초조직으로 6~7배 많은 혈액이 흘러가면서 혈색소도 3배 많은 산소를 내어 주게 돼. 결국 약 20배 많은 산소를 세포로 공급해 주게 되는 거야.

## 알아두면 힘이 되는
## 의학 용어 풀이

**혈색소**  헤모글로빈. 적혈구 안에 있는 단백질로, 우리 몸에서 산소를 운반하는 중요한 역할을 한다. 헤모글로빈은 철을 포함하고 있어서 산소와 결합할 수 있는데, 이 결합 덕분에 폐에서 산소를 받아들여 몸의 각 조직으로 운반하고, 조직에서 이산화탄소를 받아 다시 폐로 운반한다. 헤모글로빈 수치가 낮으면 피로, 어지러움, 숨가쁨 등의 증상을 유발하는 빈혈이 발생할 수 있다.

**활성산소**  산소 분자가 반응성이 높아져서 생긴 물질. 활성산소는 우리 몸에서 여러 가지 중요한 역할을 하지만, 지나치게 많이 만들어지면 세포와 조직에 손상을 줄 수 있고 노화, 암, 심혈관 질환 등의 원인이 된다.

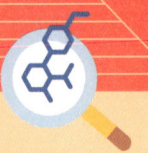
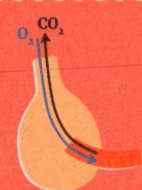

세포 근처의 혈액에서 폐모세혈관까지 이산화탄소가 이동되는 형태는 3가지가 있어. 7% 정도는 혈액 속에 녹아서 이동되고, 23% 정도는 적혈구 속에 있는 혈색소와 결합한 형태로 이동되지. 70% 정도는 '탄산반응'이라는 과정을 거쳐서 이동돼. 탄산반응은 이산화탄소의 이동에도 중요하지만 우리 몸속에서 수소이온의 양을 조절하는 데도 중요한 화학반응이야.

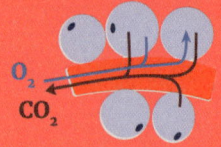

# 5
# 이산화탄소는 어떻게 폐로 운반될까?

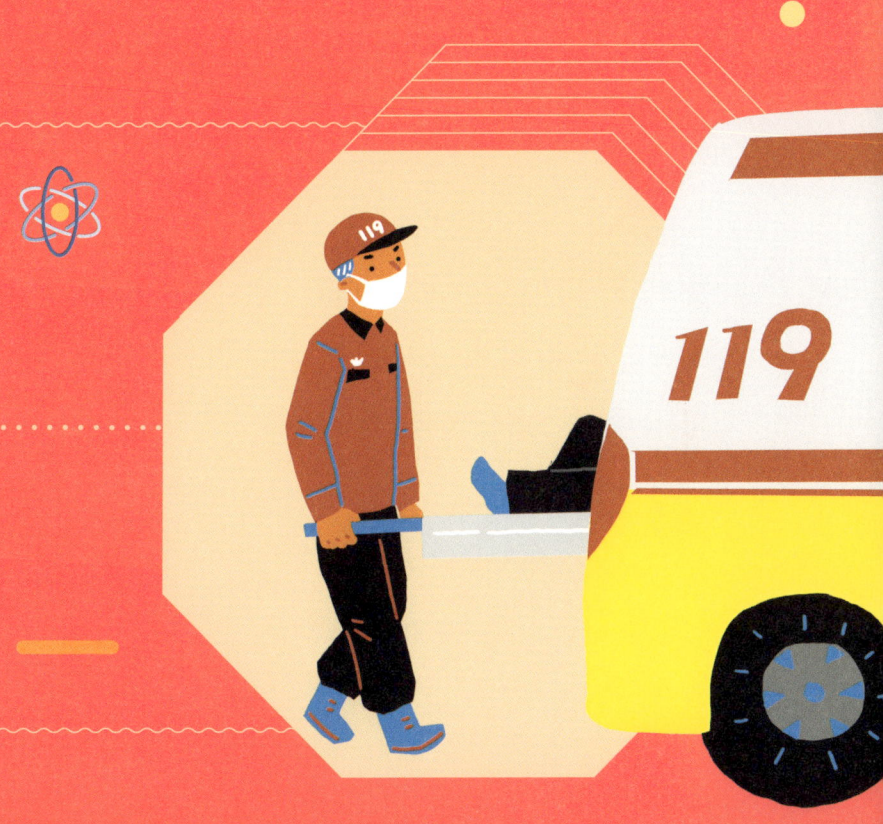

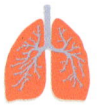

## 이산화탄소가 운반되는 과정

　세포들이 산소를 이용하고 만들어낸 이산화탄소는 말초 조직 세포에서부터 주위를 지나는 모세혈관으로 들어간 다음 혈액을 따라 폐로 가서 배출되는데, 혈액 속에서 운반되는 과정이 산소보다 좀 복잡해. 이 부분은 조금 어렵기는 하지만 중요한 내용이므로 천천히 읽으면서 따라와 보렴.
　혈액으로 들어간 이산화탄소는 3가지 형태로 운반돼.
　첫 번째는 혈액 속에 녹은 형태로 운반되고 7%, 두 번째는 '탄산반응'이라는 화학반응을 거쳐 '중탄산이온'의 형태로 운반되지 70%. 세 번째는 혈색소에 직접 결합한 형태로 운반되는 거야 23%.

## 이산화탄소 운반에 중요한 탄산반응

먼저 탄산반응부터 알아보자.

세포에서 만들어진 이산화탄소는 혈액에서 적혈구 속으로 확산되고, 물과 결합해 탄산$H_2CO_3$을 만들어. 탄산은 다시 '탄산탈수소효소'라는 효소의 도움을 받아서 '수소이온'과 '중탄산이온'으로 분리되지.

중탄산이온은 혈액 속에 많이 있는 나트륨과 결합해 **중탄산나트륨**의 형태로 혈액을 따라 흐르면서 폐로 가는 거야. 이것을 탄산반응이라고 해. 우리 몸에서 아주 중요한 화학반응이지. 세포에서 계속 만들어내는 이산화탄소가 수소이온으로 바뀌는 반응이고, 수소이온은 우리 몸의 많은 효소 반응에 중요한 영향을 주기 때문이야.

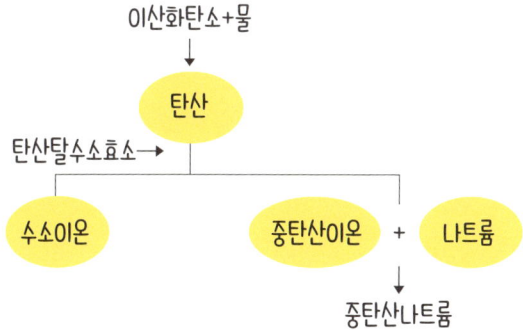

탄산반응은 반대로도 일어날 수 있어서 수소이온이 이산화탄소로 바뀔 수 있어. 이 때문에 우리 몸에서 수소이온과 이산화탄소는 아주 친한 친구 관계야. 이산화탄소와 수소이온은 같이 증가하거나 같이 감소하는 등 항상 함께 변하거든.

말초조직에서 중탄산나트륨이 많이 포함된 혈액은 오른쪽 심장을 거쳐서 폐로 가게 돼. 폐모세혈관을 지나는 동안 위의 탄산반응이 반대 방향으로 일어나 수소이온과 중탄산이온이 결합하고 이산화탄소가 만들어지지. 그러면 많이 만들어진 이산화탄소는 폐포로 확산되어 들어간 다음 숨을 내쉴 때 밖으로 빠져나가게 돼. 꽤 복잡하지만 이산화탄소의 운반에서 가장 중요한 과정이야.

### 혈색소에 직접 결합해서 운반되는 이산화탄소

그렇다면 혈색소에 직접 결합해서 운반되는 이산화탄소는 어떤 과정을 거치는 걸까? 적혈구 속 혈색소는 산소 운반에 아주 중요한 단백질이지만 이산화탄소와도 결합할 수 있어. 혈색소의 특별한 화학적 성질 때문에 가능한 거야.

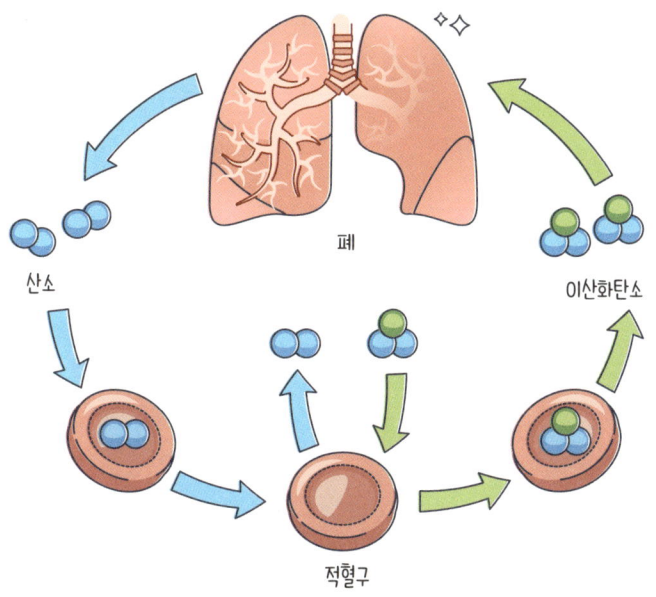

폐와 말초조직 사이에서 적혈구가 산소와 이산화탄소를 운반하는 모습

 혈색소는 폐모세혈관 속 혈액처럼 주위에 산소 분자가 많으면 산소와 결합하는 성질이 아주 강하고, 말초조직 모세혈관 속 혈액처럼 주위에 산소가 적어지면 산소를 오히려 떨어뜨리게 되거든.
 이때 산소가 떨어져 나간 혈색소는 산소가 결합했던 부위에 수소이온을 결합하도록 만들어졌어. 그러니까 혈색소는 산소와 결합하거나 아니면 수소와 결합하는 성질을 가진 거지. 그래서 말초조직을 지나는 혈액 속 혈색소는 산소

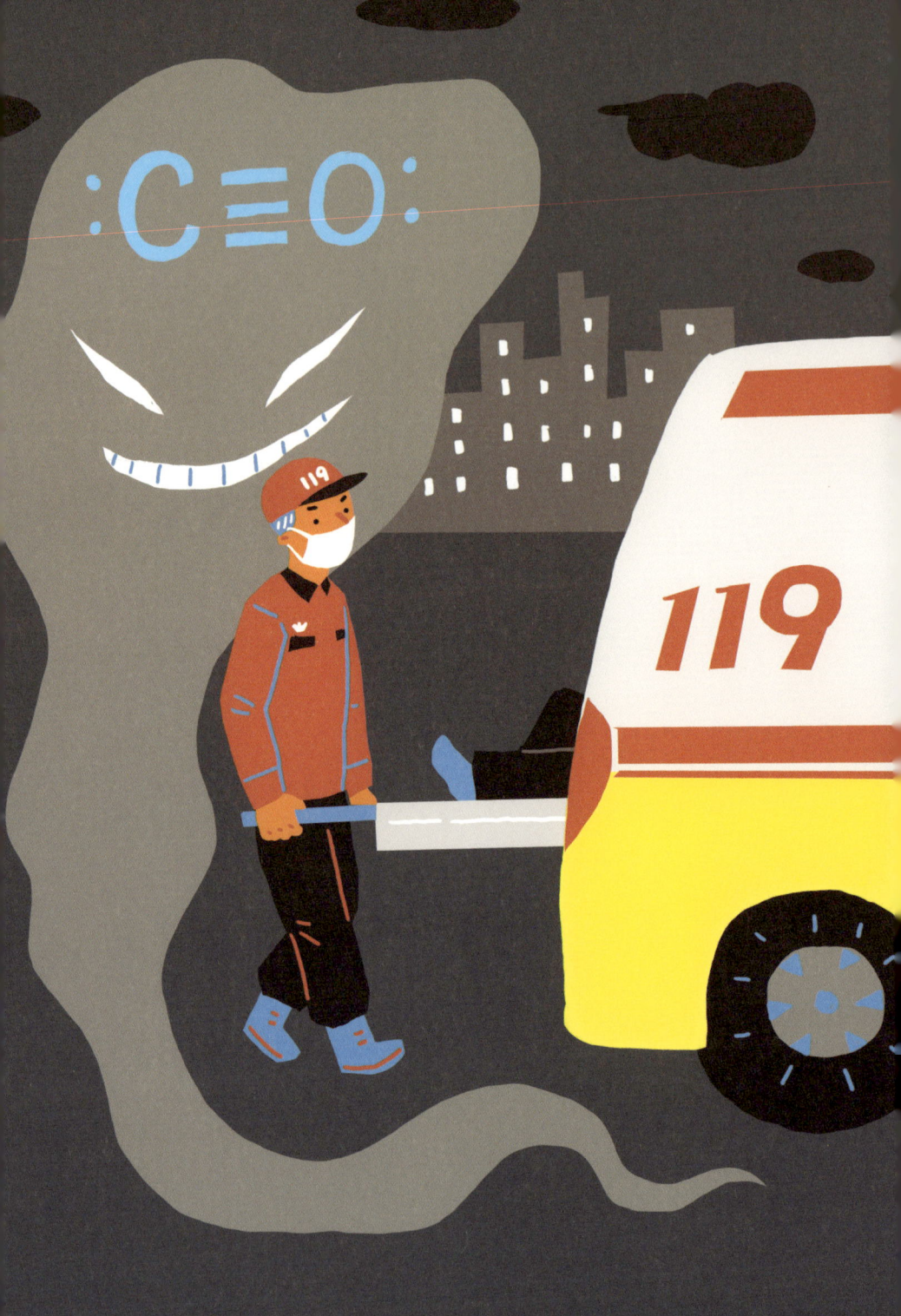

를 떨어뜨리고 수소와 결합하고, 여기에 이산화탄소가 결합하게 돼.

　이산화탄소와 결합한 혈색소가 많은 혈액은 폐로 가서 폐 모세혈관을 지나는 동안 혈색소가 산소와 결합하려는 성질이 강해지므로 이산화탄소와 수소이온이 분리되고, 분리된 이산화탄소는 폐포로 확산되어 들어간 다음 날숨 때 밖으로 나가는 과정을 거치게 돼.

> **참고하기**
>
> ### 생명을 위협하는 일산화탄소 중독
>
> 　겨울철에는 보일러로 난방을 하고 자다가 **일산화탄소** 질식으로 사망하는 사고가 자주 발생하고 있어. 산소와 탄소가 각각 1개씩 결합한 일산화탄소($CO$)는 석유, 도시가스, 석탄 등 탄소로 만들어진 연료를 태울 때 이산화탄소와 함께 만들어져. 그런데 일산화탄소는 혈색소 속의 철과 결합하려는 성질이 있는데, 산소보다 250배나 더 강해. 그러므로 산소의 1/250만 있어도 우리 몸속 혈색소 전체의 50%는 산소와, 50%는 일산화탄소와 결합하게 되지.
>
> 　혈색소의 97%가 산소와 결합해서 이동해야 세포에게 산소를 제대로 공급할 수 있는데, 이렇게 50%만 결합하게 되면 몸속 세포들은 산소가

부족해지고 결국 사망하게 돼.

  특히 잠을 자는 동안 집안에 일산화탄소가 유출되면, 사람들은 산소가 줄어드는 것을 알지 못하고, 서서히 일산화탄소에 중독되므로 뇌세포가 죽고 말아. 그러니 가정에서는 보일러의 연소 가스가 배출되는 연통이 밖으로 잘 연결되어 있는지, 가스가 새는 곳은 없는지 항상 점검해야 해.

# 알아두면 힘이 되는 의학 용어 풀이

**중탄산나트륨** $NaHCO_3$. '탄산수소나트륨'이라고도 하고, 베이킹 소다와 같은 물질이다. 주로 빵을 만들 때 팽창제로 사용되며, 물에 녹으면 약알칼리성을 띤다. 이 특성 덕분에 속쓰림이나 소화불량을 완화하는 데도 사용되며, 기름때를 제거하거나 냄새를 없애는 데 효과적이다.

**일산화탄소** $CO$. 탄소와 산소로 이루어진 무색, 무취의 기체이다. 주로 석탄이나 석유 같은 연료가 불완전 연소될 때 발생하며 매우 독성이 강해 인체에 해롭다. 흡입하면 혈액 속의 혈색소<sup>헤모글로빈</sup>와 결합해 산소 운반을 방해하며 두통, 어지러움, 메스꺼움 등의 증상이 나타날 수 있다. 심한 경우 의식을 잃고 사망한다.

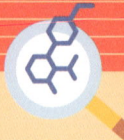

운동을 하면, 우리 몸의 근육이 필요로 하는 산소를 공급하고 세포에서 만들어지는 이산화탄소를 적절하게 없애기 위해서 호흡이 증가해야 해. 혈액 속의 산소가 부족해지거나 이산화탄소가 많아지는 것을 감지하는 센서 역할을 하는 세포를 '화학수용체'라고 하는데, 이 화학수용체가 혈액 속의 산소와 이산화탄소의 변화를 감지해서 뇌로 정보를 전달하면, 뇌에 있는 호흡중추 세포들이 호흡을 적절하게 조절하는 거야.

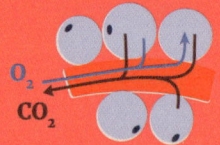

# 6

# 운동할 때 호흡은 어떻게 조절될까?

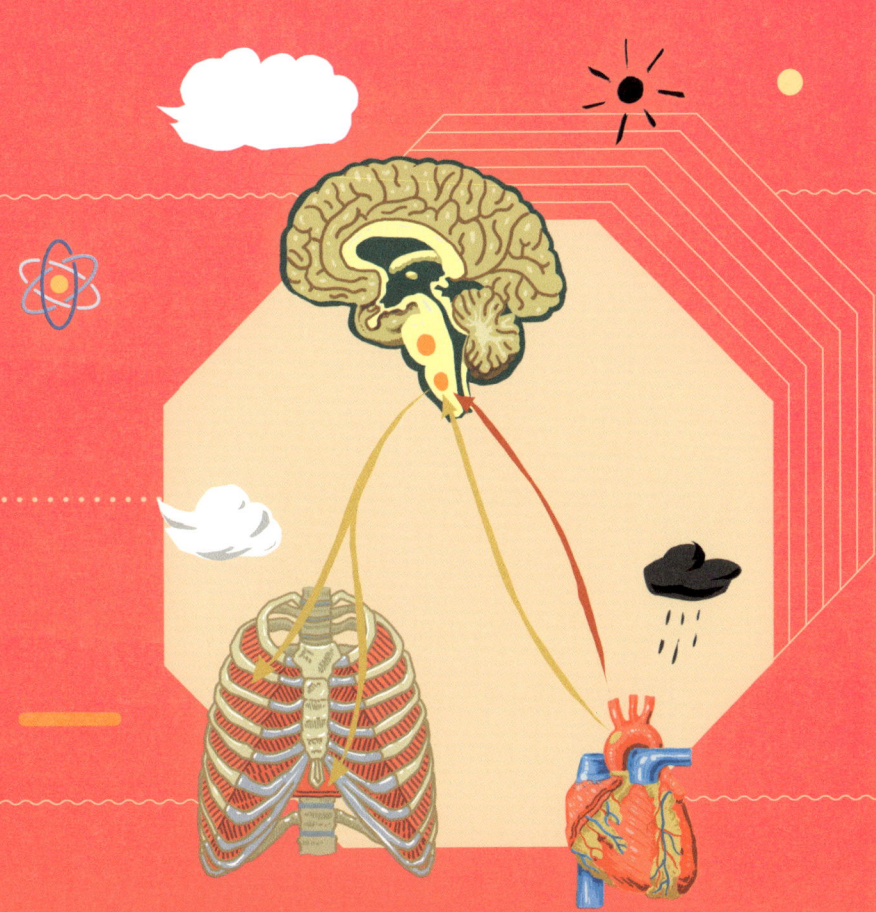

## 호흡을 조절하는 뇌의 호흡중추

 호흡은 우리의 생각과 상관없이 저절로 일어나고 있어. 호흡은 태어난 직후부터 생명이 끝날 때까지 평생 계속되지. 이렇게 우리 의지와 무관하게 알아서 호흡이 일어날 수 있는 이유는 무엇일까?

 뇌에는 숨뇌라는 부위에 특별한 신경세포들이 모여 있는데, 이 신경세포들을 '호흡중추'라고 불러. 호흡중추에는 호흡을 일으키는 근육인 횡격막 등으로 신경이 이어져 있고, 그 신경을 통해서 호흡을 일으키는 신호가 전달돼.

 숨뇌에 있는 호흡중추에서는 평상시에는 1분에 12~15번 정도 호흡이 일어나도록 호흡 담당 근육에게 신호를 보내. 그러다가 운동을 해서 몸의 세포들이 산소를 많이 사용하고 이산화탄소를 많이 만들어내면 그 정보를 감지해서 상황에 맞게 호흡을 증가시키도록 횡격막에게 신호를 보내지. 그

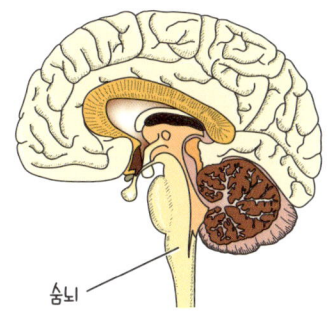

숨뇌

러면 횡격막이나 다른 호흡 관련 근육은 수축을 증가시켜서 호흡량을 늘이게 돼.

## 화학수용체의 역할

우리 몸속에 산소와 이산화탄소의 변화를 감지하는 세포들을 '화학수용체'라고 해. 화학수용체는 두 종류가 있는데, '중추화학수용체'와 '말초화학수용체'야.

중추화학수용체는 뇌의 숨뇌 부위에 모여 있는 세포들이야. 뇌 속으로 들어온 이산화탄소의 변화를 감지하지. 말초화학수용체는 큰 동맥혈관 벽에 모여 있는 세포인데, 혈액 속의 산소와 이산화탄소의 변화를 감지해.

생명을 유지하는 데는 산소가 가장 중요하므로 혈액 속에 산소가 조금만 줄어들면 말초화학수용체가 호흡을 증가시킬 것 같지만 실제로는 그렇지 않아. 오히려 이산화탄소 변화가 중요해. 그 이유는 혈액 속에 있는 산소는 변화가 잘 생기지 않기 때문이야.

앞에서 배운 걸 기억해 보면, 폐에서 혈액으로 들어온 산소는 대부분이 적혈구 속 혈색소와 결합해서 말초조직 세포들로 운반되잖아? 정상적인 상황에서 대부분의 혈색소는 산소와 결합하기 때문에 산소가 좀 부족한 높은 산이나 산소가 많은 바다 속에서도, 혈색소가 산소와 결합하는 정도는 비슷해. 그래서 아주 심한 운동을 해서 산소를 많이 사용하더라도 혈액 속에 있는 산소량은 큰 변화가 없고, 말초화학수용체가 그것을 감지할 일도 없지.

## 산소가 부족할 때 호흡이 늘어나는 과정

그러면 말초화학수용체가 산소 부족을 감지해 호흡을 증가시키는 경우는 언제일까? 혈액 속 산소가 정상의 60% 이하로 크게 줄어드는 상황이야.

대표적인 경우는 화재가 났을 때지. 불은 산소를 이용하는 반응이라서 불이 나면 방안의 공기 속 산소가 아주 빠르게 줄어들어 정상의 60% 이하가 돼. 이럴 때 우리 몸의 말초화학수용체가 감지해서 그 정보를 뇌의 호흡중추로 전달하면 호흡중추는 호흡을 강하고 빠르게 하도록 호흡근육에 신호를 주지.

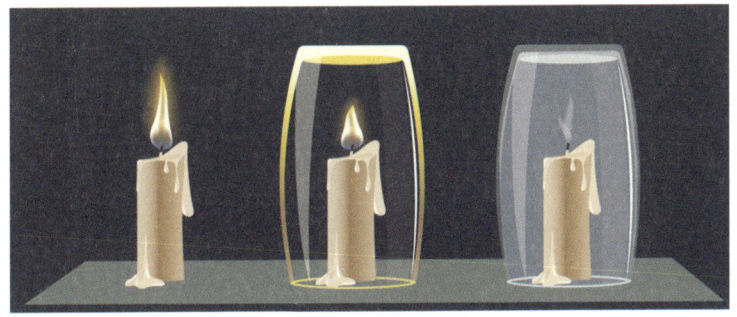

촛불이 공기 속 산소를 없애는 모습

말초화학수용체가 산소 부족을 감지해 호흡을 증가시키는 다른 경우는 높은 산을 오를 때야. 보통 3,000m가 넘는 산에 올라가면 조금씩 산소가 부족한 것을 느끼게 되는데, 더 높이 올라가게 되면 공기가 부족해지면서 혈액으로 들어오는 산소량이 정상의 60% 이하로 낮아지지. 그러면 말초화학수용체는 산소 부족을 감지해서 호흡중추로 정보를 보내고 호흡을 증가시키도록 만들어.

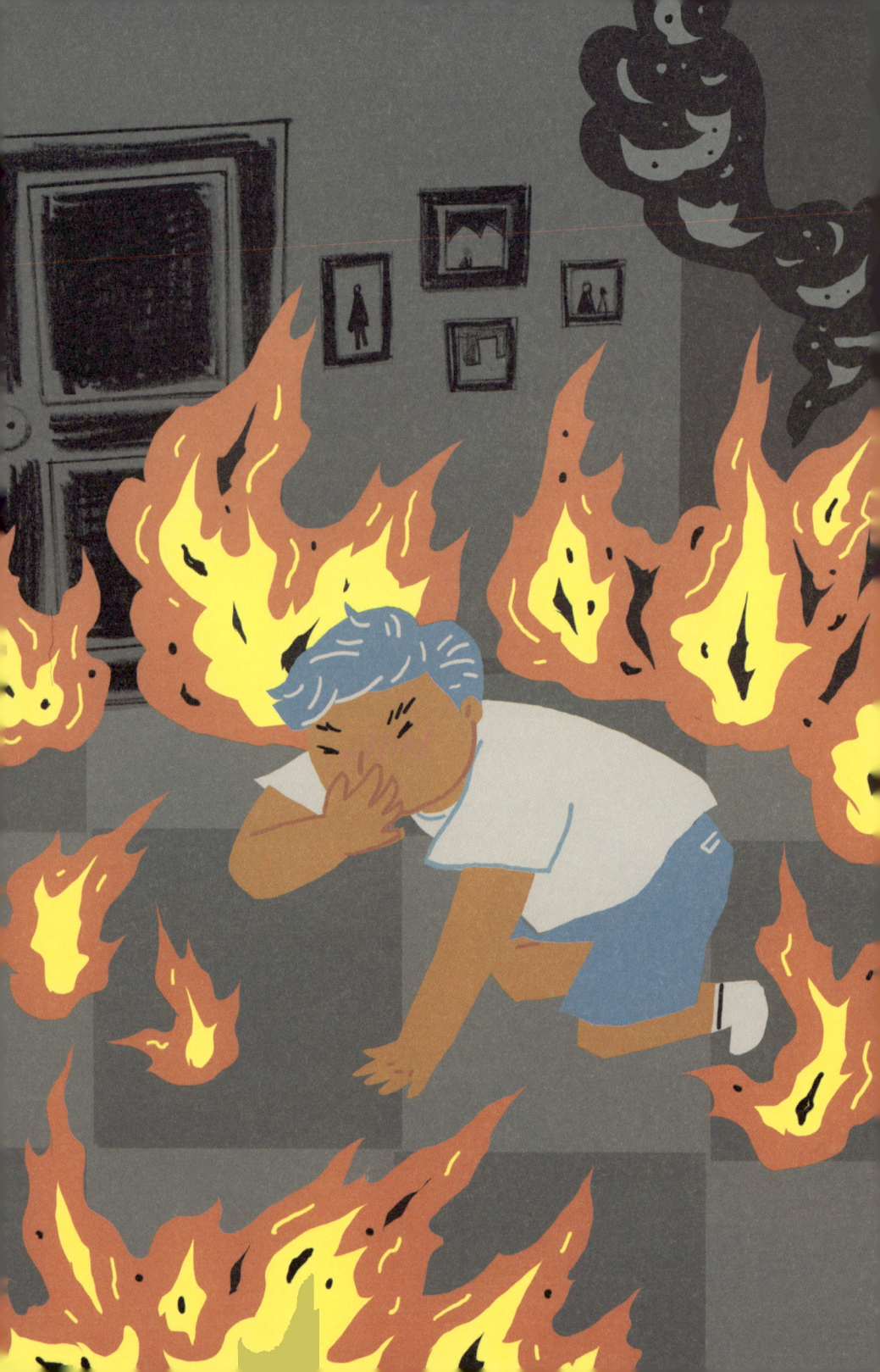

그래서 3,000m 이상의 높은 산을 등반할 때는 며칠에 걸쳐 조금씩 올라가야 해. 우리 몸이 부족한 산소에 적응하도록 만드는 거지. 이런 적응 과정을 거치면 호흡량이 4~5배까지 증가돼. 정상 상태의 1회 호흡량은 500㎖인데 2~2.5ℓ까지 늘어날 수 있어.

### 이산화탄소가 증가할 때 호흡이 늘어나는 과정

산소와 달리 동맥 속의 이산화탄소는 대부분 이온의 형태이기 때문에 혈액 속 이산화탄소의 양은 수시로 변해. 만약 말초조직 세포에서 이산화탄소가 많이 만들어지면 혈액을 따라 운반되는 이산화탄소도 많아지게 되는데, 이때 안정상태와 같은 양의 호흡을 해서는 늘어난 이산화탄소를 충분히 제거하지 못하지. 그러면 동맥으로 들어간 혈액 속에 이산화탄소가 정상보다 늘게 돼.

이렇게 동맥에 이산화탄소가 늘어난 것을 감지하면 호흡을 증가시켜 더 많은 이산화탄소를 배출시키게 되는데, 이 과정이 우리 몸의 상황에 맞춰서 호흡을 조절하는 핵심적인 과정이야. 동맥에 증가된 이산화탄소를 감지하는 과정은 말

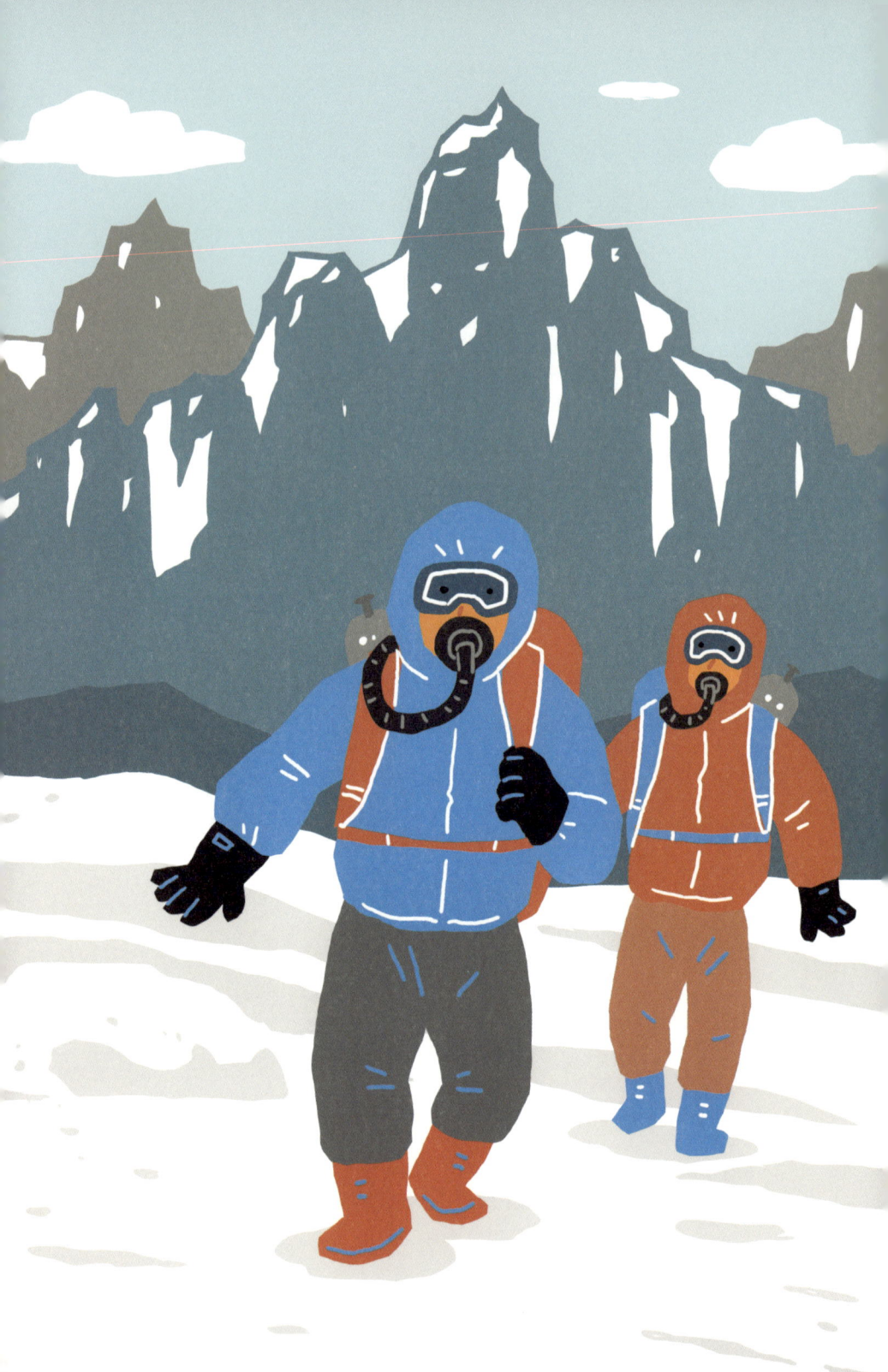

초화학수용체와 중추화학수용체가 모두 작용해서 호흡중추에 정보를 주어 호흡을 증가시키게 만들어.

앞에서 이산화탄소는 항상 탄산반응을 거쳐서 수소이온으로 변한다고 했지? 동맥 속에 이산화탄소가 많아지면 우선 말초화학수용체가 먼저 반응하는데, 이산화탄소를 직접 감지하기도 하지만, 주로 탄산반응을 거쳐 만들어진 수소이온을 감지해.

동맥 속에 수소이온이 증가했다는 것은 친구인 이산화탄소도 많아진 것을 의미하는 것이므로 호흡중추에 그 정보를 전달해서 호흡량을 증가시키는 명령을 내리게 하는 거야. 이런 말초화학수용체의 감지 반응은 아주 빨라서, 우리가 걷거나 뛰는 등 운동을 할 때 증가되는 이산화탄소 양에 맞춰 빠르고 정확하게 호흡을 증가시키지.

만약 우리가 심한 운동을 계속해서 이산화탄소가 많이 만들어지면 말초화학수용체가 수소이온을 감지해서 호흡을 증가시키는 것만으로 해결이 되지 않을 수 있어. 그때는 강력한 호흡조절 과정을 담당하는 중추화학수용체까지 함께 작용하게 돼. 동맥 속에 많이 증가된 이산화탄소는 뇌 속으로 확산되어 들어가고, 뇌 조직 속에서 탄산반응을 거친 후 수소이온으로 변화하지. 그러면 숨뇌에 있는 중추화학수용체가 증가된 수소이온을 감지해서 호흡중추에 정보를 전달하고 호흡중추는 매우 강하게 호흡량을 증가시키는 거야.

## pH의 중요성

액체 속 수소이온의 농도는 **pH**라고 표시해. 우리 몸의 많은 효소들이 정상적으로 작동하려면 수소이온의 농도가 적당하게 유지되어야 하거든. 농도가 높거나 낮아지면 효소의 기능이 나빠지고 심하면 생명을 잃을 수도 있어.

pH는 0부터 14까지의 값으로 표시하는데, 0에 가까우면 '강한 산성'이라고 하고, 14에 가까우면 '강한 알칼리성'이라고 하며, 7.0이면 '중성'이라고 하지. 우리 몸에 있는 혈액이나 세포 안의 액체는 pH가 약 7.4로 유지되고 있어. 이 정도의 수소이온 농도일 때, 효소들이 가장 활발하게 작동해.

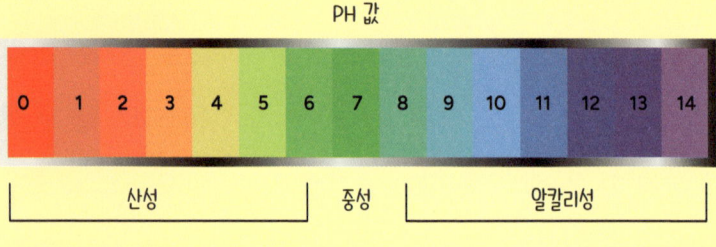

# 알아두면 힘이 되는 의학 용어 풀이

**숨뇌**  뇌줄기는 뇌의 한가운데 아래쪽에 있으며 크게 중간뇌, 다리뇌, 숨뇌 등의 세 부분으로 나뉜다. 그중 숨뇌는 가장 아래쪽에 위치해 있으며 위쪽으로는 다리뇌와 아래쪽으로는 척수, 뒤로는 소뇌와 맞닿아 있다.
숨뇌는 호흡, 순환 등 생명에 직접적으로 영향을 미칠 수 있는 자율 신경 기능이 모여 있는 부위이다. 척수와 연결되어 운동이나 감각의 중요한 통로가 되기도 한다.

**pH**  산성이나 알칼리성의 정도를 나타내는 수치로, 수소 이온이 얼마나 있는지를 나타내는 수소 이온 농도 지수이다. pH0부터 pH14까지 15단계로 나뉘며, pH가 낮으면 산성, 높으면 알칼리성이다. 사과나 파인애플은 pH3 정도이며, 비누나 치약은 pH9 정도, 염소계 표백제는 pH13이다.

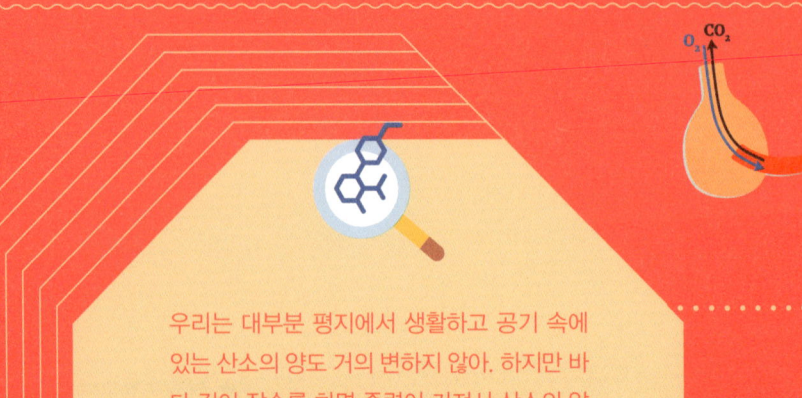

우리는 대부분 평지에서 생활하고 공기 속에 있는 산소의 양도 거의 변하지 않아. 하지만 바다 깊이 잠수를 하면 중력이 커져서 산소의 압력이 강해지고, 오랫동안 잠수를 하면 산소가 몸속에 너무 많이 들어와서 '산소중독'이 발생할 수 있어. 반대로 높은 산에서는 중력이 약해져서 산소의 양이 적어지는데, 높은 산을 급하게 오르면 고산병에 걸릴 수 있지.

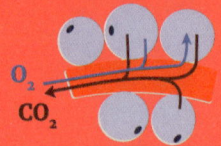

# 7
# 바닷속과 산에서의 호흡은 어떻게 달라질까?

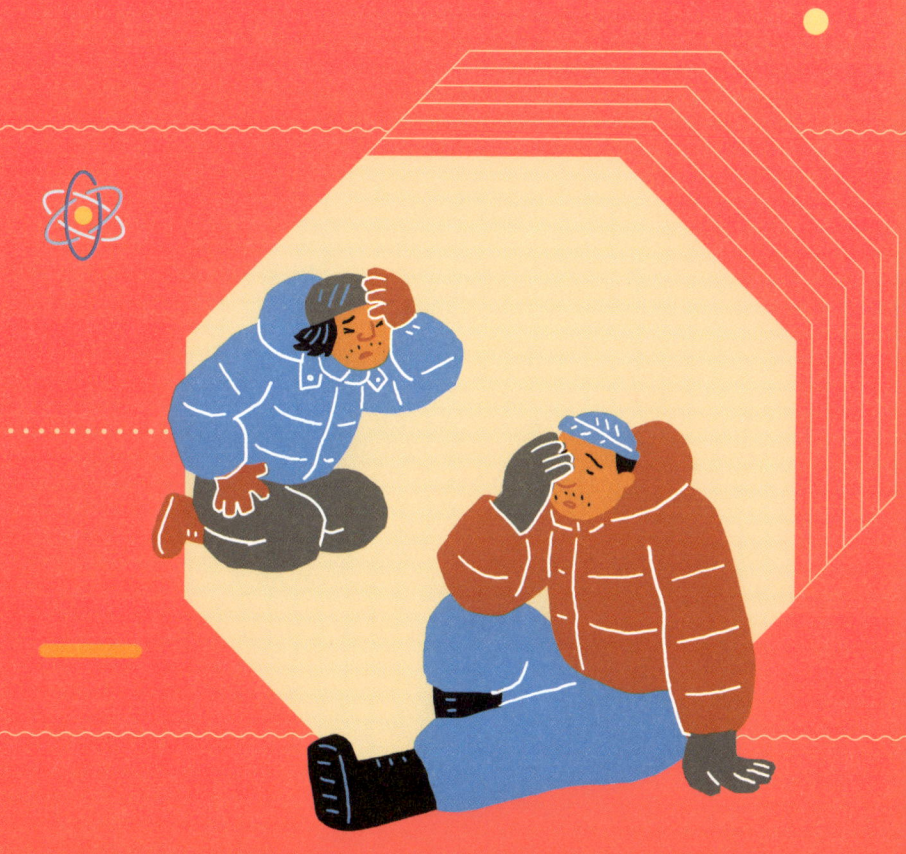

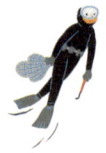

## 잠수할 때 필요한 숨 참기와 과호흡

　제주도에 가면 해녀들이 많아. 해녀는 바닷속으로 깊이 잠수해서 전복이나 소라 등을 채취하지. 해녀는 산소통 같은 장비 없이 숨을 참으면서 잠수를 해. 일반 사람들은 물속에 들어가서 1분도 견디기 힘든데, 해녀는 한 번에 보통 50초까지 잠수할 수 있어. 몇 분을 견디는 해녀들도 많아. 그 이유는 그만큼 잠수에 훈련이 되어 있기 때문이야.

　우리가 숨 쉬는 것을 참는 데는 한계가 있어. 숨을 참는 것은 우리가 의도적으로 뇌에서 명령을 내려서 횡격막과 같은 호흡근육들이 수축되는 것을 강제로 막는 거야. 그런데 숨을 참으면 몸속으로 산소가 들어오지 못하고 이산화탄소도 배출되지 못해. 그러면 혈액 속 산소는 점점 줄어들고, 이산화탄소는 점점 증가하게 되지. 그러다 어느 한계에 다다르면, 증가한 이산화탄소가 호흡중추를 자극해서 호흡을

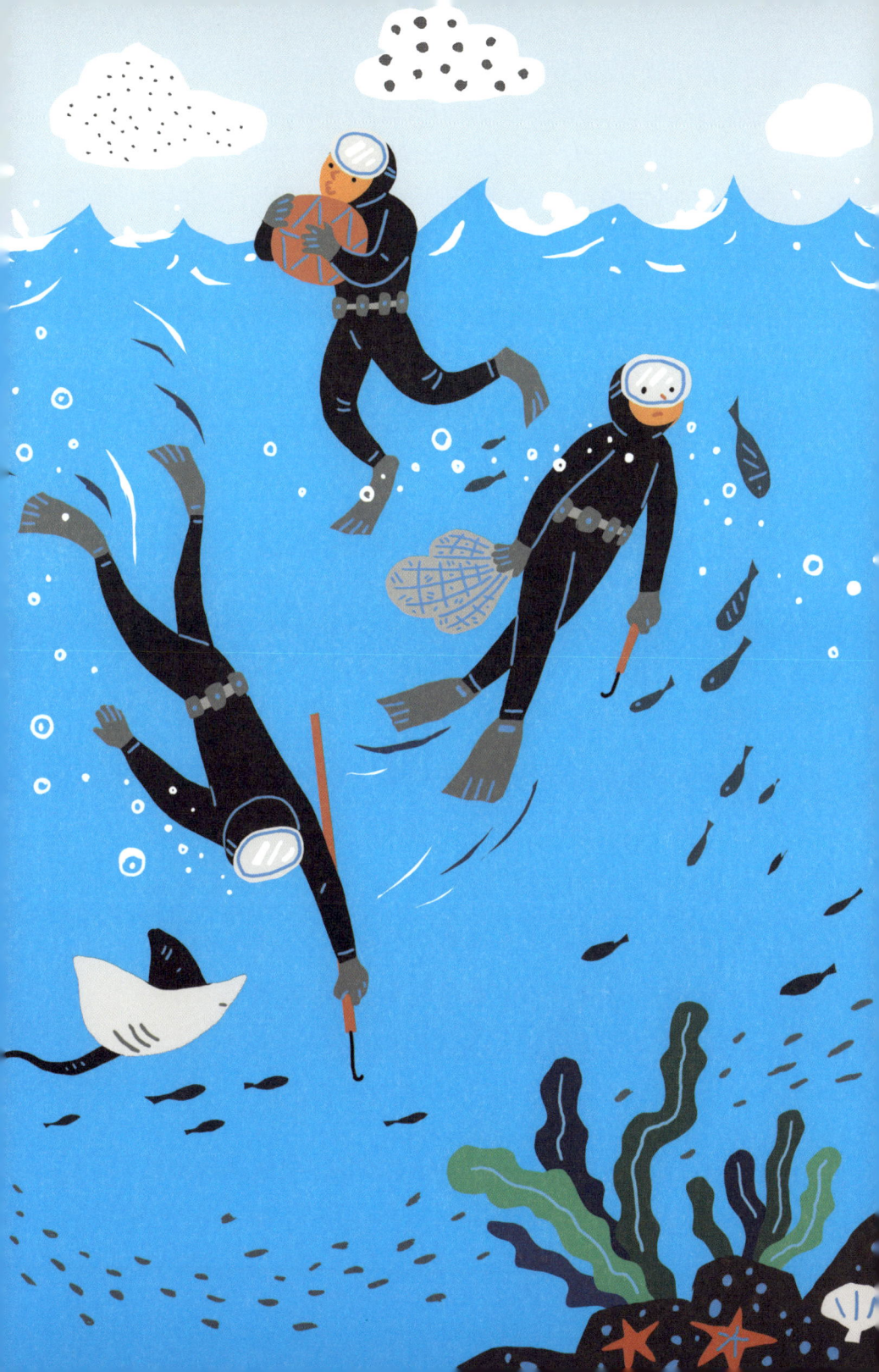

멈추고 있던 뇌의 신호를 무시하고 호흡을 시작하게 만들어. 호흡중추의 호흡 조절 기능은 생존을 위한 기능이므로 아주 강력하거든.

해녀들은 오래 잠수를 하기 위해서 잠수하기 직전에 '과호흡'을 해. 과호흡이란 숨을 최대한 크게 들이쉬고, 내쉬는 것을 몇 번 반복하는 거야. 폐로 공기가 환기되는 호흡을 과다하게 한다는 의미지.

이렇게 과호흡을 해도 몸속으로 산소가 더 많이 들어가지는 못해. 앞에서 설명한 것처럼 혈색소가 이미 거의 최대로 산소와 결합해 있기 때문이지. 대신 몸속에 남아 있던 이산화탄소를 더 많이 내보낼 수는 있어.

우리 몸의 호흡 조절은 혈액 속에 산소가 적어지는 것보다 동맥 속의 이산화탄소를 적절하게 유지하는 것이 중요해. 그러므로 몸에 있는 이산화탄소를 과호흡으로 많이 내보내면 일시적으로 동맥 속에 이산화탄소가 줄어들게 돼. 그러면 잠수를 해서 숨을 좀 더 오래 참아도 동맥 속에 이산화탄소가 쌓일 때까지 시간을 벌 수 있지.

혹시 잠수할 기회가 있다면, 과호흡을 활용해 봐. 대신 조심해야 할 게 있어. 욕심을 내서 과호흡을 너무 오래 하면 이산화탄소가 너무 줄어서 어지러울 수 있으니 몇 번 정도만 해야 해.

**참고하기**

### 동물의 호흡과 식물의 호흡

사람뿐 아니라 강아지, 고양이 같은 동물도 모두 호흡을 해야만 살아갈 수 있어.

물속을 헤엄치는 물고기도 호흡은 하지만 사람과는 달라. 물고기는 바다나 강에 살기 때문에 공기를 직접 호흡할 수는 없지. 대신 아가미라는 구조를 이용해서 물을 들이마시고, 물속에 녹아 있는 산소를 세포에게 공급하는 거야. 또 세포들이 만들어낸 이산화탄소는 물과 함께 아가미를 통해 바다나 강으로 배출되지.

식물도 호흡을 하지만, 동물의 호흡과는 반대로 일어나. 식물은 공기 속에 있는 이산화탄소를 식물 세포막에 있는 구멍을 통해 세포 속으로 흡수한 다음, 태양에너지와 물을 이용해 광합성을 일으켜 포도당과 산소를 만들지. 만들어진 산소는 세포막에 있는 구멍을 통해서 밖으로 배출돼.

이렇게 식물이 만들어낸 산소는 동물들이 이용하고 동물이 만들어내는 이산화탄소는 식물의 호흡에 이용되고 있어. 그래서 우리 지구는 식물과 동물이 모두 살아갈 수 있는 거야.

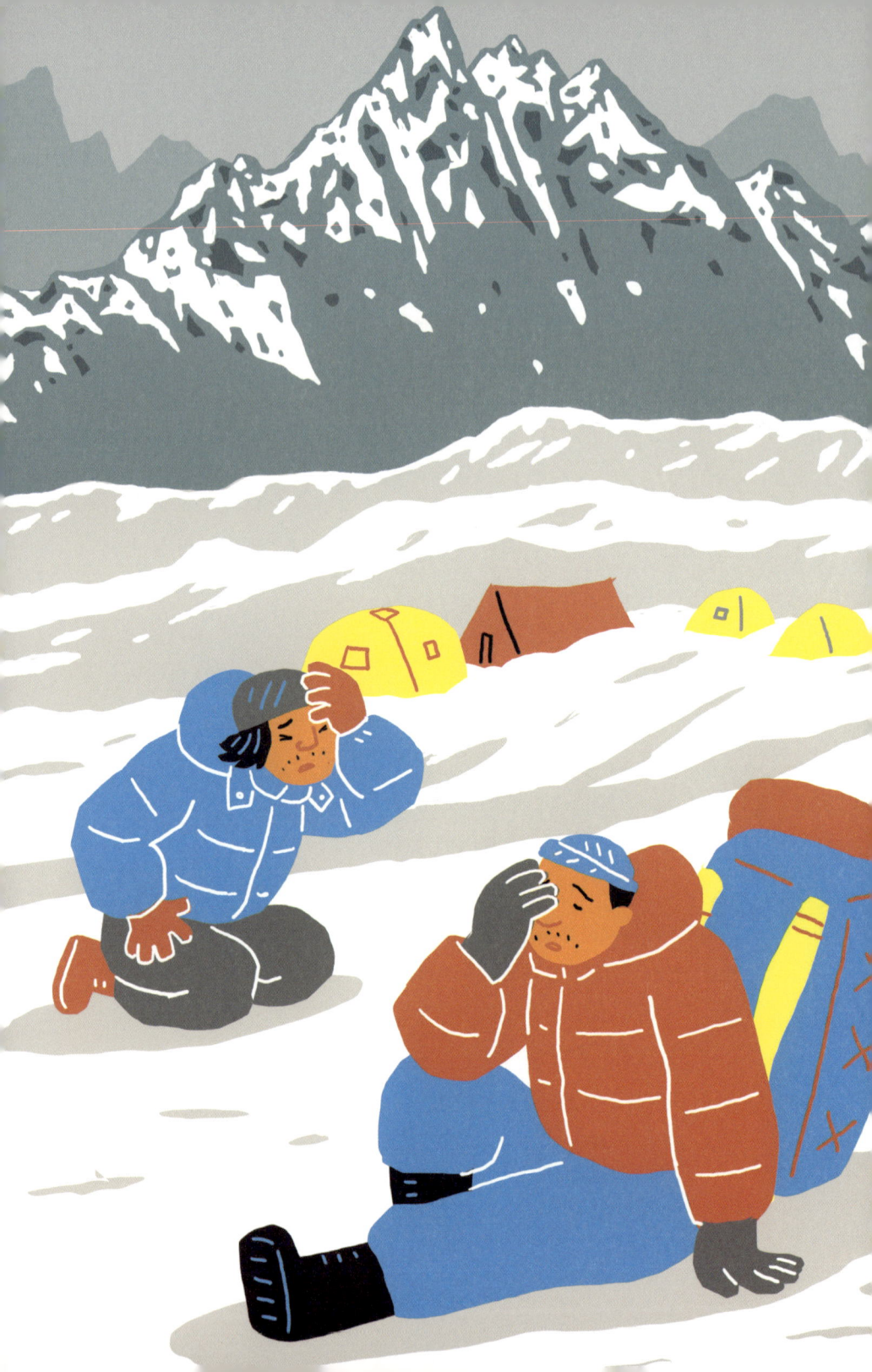

## 높은 산에서 발생하는 고산병

 높은 산에 올라가면 지구 중력 때문에 산소를 포함한 공기량이 줄어. 그래서 며칠 동안 조금씩 올라가면서 등반해야 안전하지. 이렇게 줄어든 산소량에 적응하는 과정을 거치면 우리 몸의 호흡중추가 적은 산소에 맞게 호흡을 늘이도록 조절해 주거든.

 특히 히말라야 산맥에 있는 7,000m 이상의 높은 산을 등반할 때는 적응과정이 중요해. 적응과정을 무시하고 빠르게 올라갈 경우, 호흡중추가 적은 산소에 적응하지 못하면 고산병에 걸릴 수 있어.

 고산병에 걸리면 가장 먼저 나타나는 증상은 두통이야. 뇌에 있는 혈관이 산소 부족에 적응이 안 되어 혈관이 확장하면서 주변의 조직을 누르기 때문이지. 예민한 사람들은 2,400~3,000m에서도 두통이 생길 수 있어.

 두통이 생긴 이후에도 등반을 계속하면 뇌 혈관이 더욱 확장되면서 혈관에서 물이 밖으로 빠져나와 뇌세포 사이에 물이 고이는 '뇌부종'이 발생할 수 있어. 이 상태가 되면 위험해. 뇌의 여러 기능에 이상이 생길 수 있거든. 심할 경우에는 시간이나 공간 감각을 상실하고, 길을 잃어버리거나 낭떠러지에 떨어지는 사고가 생길 수 있어.

폐에도 문제가 생기는데, 폐의 여러 혈관에서 물이 빠져나오는 '폐부종'이 생겨. 그러면 폐포와 폐모세혈관 사이의 조직에 물이 고여서 호흡을 해도 산소가 혈액으로 들어가고 이산화탄소가 혈액에서 배출되지 않아 아주 심하게 호흡곤란을 느끼지. 폐포 속에도 혈액의 액체 성분이 고이기 때문에 기침과 함께 붉은 피 색깔의 액체가 섞여 나올 수 있어.

뇌부종이나 폐부종 모두 생명에 아주 위험하기 때문에 이 상태가 되면 즉시 산소를 공급한 다음 산 아래로 내려와야 해.

## 알아두면 힘이 되는 의학 용어 풀이

**광합성**   식물이 태양 에너지를 이용해 이산화탄소와 물을 포도당과 산소로 바꾸는 과정. 이 과정은 주로 식물의 잎에 있는 엽록체에서 일어난다. 식물은 광합성으로 생장과 번식을 위한 에너지를 얻고, 산소를 생산해 대기 중 산소 농도를 유지하기 때문에 광합성은 지구 생태계에 매우 중요한 역할을 한다.

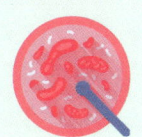

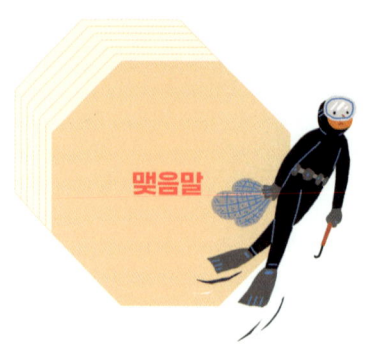

**맺음말**

# 정교하고 흥미로운 생명의 호흡

 자, 이제까지 호흡의 과정과 원리에 대해 살펴봤어. 우리 몸의 모든 세포는 산소가 있어야 살아서 기능할 수 있으니 호흡은 꼭 필요한 중요한 기능이지.

 공기주머니 역할을 하는 폐가 평생 동안 끝없이 팽창하고 수축하면서 공기가 들어오고 배출되는 과정이 뇌의 명령에 의해 자동적으로 이루어진다는 점도 참 재미있어. 혈액에서 산소를 적절하게 운반하도록 잘 만들어진 혈색소의 역할과, 이산화탄소 운반에서 우리가 탄산음료에서 알고 있는 탄산 반응이 필요하다는 것도 흥미롭지.

 우리는 쉬기도 하고, 운동하기도 하며, 잠을 자기도 하는데, 이런 다양한 상황에 따라 우리 몸에 필요한 산소를 공급하고 이산화탄소를 적절하게 제거하는 호흡의 과정이 정교하게 작동되고 있다는 것이 신기해. 우리 몸에 있는 많은 세포 중에서 어떤 세포는 산소와 이산화탄소를 감지하는 센서

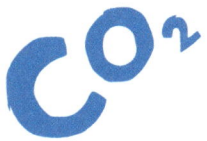

역할을 하고, 어떤 세포는 근육의 움직임을 일으키는 명령을 내리는 작용을 하도록 발달해 왔다는 점도 놀랍지.

 이렇게 호흡의 원리에 대해 이해했으니 앞으로는 달리기를 하거나, 등산을 가거나, 바다에서 잠수를 하거나, 감기에 걸려서 기침이나 재채기를 할 때, 이 책에서 읽은 것을 떠올려 보렴. 달리기로 숨을 헉헉 거리는 이유나, 감기에 걸리면 기침이 나오는 이유를 알고 있다면 우리의 인체가 훨씬 더 흥미로울 테니까. 뭔가를 알아가는 것은 그래서 즐거운 일이지.

 혹시 이 책이 조금 어려웠다면 여러 번 읽어 봤으면 해. 처음보다 훨씬 더 잘 이해할 수 있을 거야. 우리 인체는 참 복잡하지만 정말 신기하거든. 앞으로도 우리 인체의 신비로움에 대해 알아보기 위해 다음 책에서 또 만나!

리틀 히포크라테스 06
## 우리를 살아 숨 쉬게 하는 호흡

초판 1쇄 발행 2025. 3. 25.

| | |
|---|---|
| **글쓴이** | 조영욱 |
| **그린이** | 김형준 |
| **발행인** | 이상용 이성훈 |
| **발행처** | 봄마중 |
| **출판등록** | 제2022-000024호 |
| **주소** | 경기도 파주시 회동길 363-15 |
| **대표전화** | 031-955-6031 |
| **팩스** | 031-955-6036 |
| **전자우편** | bom-majung@naver.com |

**ISBN** 979-11-94728-00-9 73510

값은 뒤표지에 있습니다.
잘못된 책은 구입한 서점에서 바꾸어 드립니다.
본 도서에 대한 문의사항은 이메일을 통해 주십시오.

봄마중은 청아출판사의 청소년·아동 브랜드입니다.